D1453687

Sabiduría y poder del ciclo femenino

MARIE-PÉNÉLOPE PÉRÈS y SARAH-MARIA LEBLANC

Sabiduría y poder del ciclo femenino

Salud, fertilidad, plantas amigas y simbolismo:
*Descubre todos los secretos de lo maravilloso
que es ser mujer*

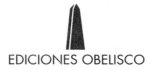

EDICIONES OBELISCO

Si este libro le ha interesado y desea que le mantengamos informado
de nuestras publicaciones, escríbanos indicándonos qué temas son de su interés (Astrología,
Autoayuda, Ciencias Ocultas, Artes Marciales, Naturismo, Espiritualidad, Tradición…)
y gustosamente le complaceremos.

*Los editores no han comprobado la eficacia ni el resultado de las recetas, productos, fórmulas
técnicas, ejercicios o similares contenidos en este libro. Instan a los lectores a consultar al médico o
especialista de la salud ante cualquier duda que surja. No asumen, por lo tanto, responsabilidad
alguna en cuanto a su utilización ni realizan asesoramiento al respecto.*

Puede consultar nuestro catálogo en www.edicionesobelisco.com.

Colección Salud y Vida natural
SABIDURÍA Y PODER DEL CICLO FEMENINO
Marie-Pénélope Pérès y Sarah-Maria LeBlanc

1.ª edición: noviembre de 2015

Título original: *Sagesse et pouvoirs du cycle féminin*

Traducción: *Pilar Guerrero Jiménez*
Maquetación: *Marga Benavides*
Corrección: *Sara Moreno*
Diseño de cubierta: *Enrique Iborra*

© 2014 Le Souffle d'Or
(Reservados todos los derechos)
Cesión de derechos a través de Abiali Afidi Agency
© 2015, Ediciones Obelisco, S. L.
(Reservados los derechos para la presente edición)

Edita: Ediciones Obelisco, S. L.
Pere IV, 78 (Edif. Pedro IV) 3.ª planta, 5.ª puerta
08005 Barcelona - España
Tel. 93 309 85 25 - Fax 93 309 85 23
E-mail: info@edicionesobelisco.com

ISBN: 978-84-9111-039-2
Depósito Legal: B-25.096-2015

Printed in Spain

Impreso en España en los talleres gráficos de Romanyà/Valls S. A.
Verdaguer, 1 - 08786 Capellades (Barcelona)

Dedico este libro a todas las mujeres de mi linaje, Evelyne y Gisèle, Louise y Thérèse, a Florence, a Jade, capullito de rosa y a Ambre, mi hija, medio gacela medio loba.

MARIE PÉNÉLOPE PÉRÈS

Dedico este libro a mi madre Denise LeBlanc, a mis hermanas de corazón, a las mujeres que siguen las enseñanzas de los Ritmos y a ti, mujer que se busca.

SARAH-MARIA LEBLANC

Agradecimientos

Las autoras quieren agradecer encarecidamente a la editorial Le Souffle d'Or por su apertura, su confianza y su dinamismo en la realización de la presente obra.

Marie Pénélope Pérès
Un inmenso agradecimiento para Juliette Collonge por su incondicional apoyo, sus relecturas, correcciones y consejos a lo largo de la escritura de este libro.

Gracias a Marija Gimbutas por su obra, que me ha permitido comprender el origen de mis visiones interiores. Gracias a Clarissa Pinkola Estés, a Rina Nissim, a Susun Weed y a Yvette Clouet por haberme abierto la vía de la transmisión.

Gracias a Alejandro Jodorowski y a Rudolf Steiner por haber fecundado mi creatividad.

Calurosos agradecimientos a Sarah-Maria LeBlanc por esta hermosa aventura de creación conjunta.

Un tierno agradecimiento para mis padres, Evelyne y Jean-Louis, que me han transmitido lazos de unión con la naturaleza y el gusto por la escritura, a mi hermana Florence por nuestra fructuosa comunicación, a mis hijos Ambre y Joshua por su dulce solicitud, a mi compañero Charly por su apasionamiento, su poesía y su autenticidad.

Sarah-Maria LeBlanc

Doy las gracias con todo mi corazón a Juliette Collonge por su confianza, su dedicación y sus preciosos consejos, y a Marie Pénélope Pérès por su mente abierta y su humanidad.

Gracias a Johanne Parent por haber encendido, sin saberlo, el fuego de los *Ritmos*.

Gracias a Danièle Laberge y a Caroline Gagnon, mis viejas profesoras: les ofrezco una inmensa gratitud y una reverencia por su conocimiento de las plantas y por su sabiduría. Gracias a Susun Weed, Rosemary Galdstar, Christiane Northrup, Sat Dharam Kaur y Aviva Romm, por sus conocimientos a todos niveles y por su buena praxis clínica.

Gracias a Louise Labrosse por su forma de enseñar anatomía que nutrió el fuego de los *Ritmos*.

Mil gracias a la Guilde de Herboristas por apoyar a los herboristas y propagar la herboristería en Quebec. ¡Que la herboristería florezca en abundancia!

Gracias a Valérie Lanctôt-Bédard, a Mélanie Whitham, a Marcelle Bélanger, a Vincianne Marlières, a Gina Cenciose y a Nedeije Athlan, por haberme enseñado a amar al ser humano.

Gracias a mis hermanas Karen, Ève, Patricianne, Corine y Julie, por la inspiración y el apoyo que me han aportado. Es una bendición vivir la sororidad con vosotras.

Gracias a Aurélie LeBlanc-Côté y a Manuel Girard por vuestro apoyo y afecto a través de todas las tormentas.

Introducción

Este libro abre un espacio de reflexión para compartir y transmitir conocimientos sobre el cuerpo femenino y, más particularmente, sobre el ciclo menstrual que marca el ritmo de aproximadamente cuarenta años de la vida de la mujer.

Quizás te digas que es una idea muy rara. Es verdad, para muchas de nosotras, el ciclo menstrual no tiene el menor interés. Si todo va bien, si no se sufren reglas dolorosas ni el famoso síndrome premenstrual, entonces se tiene la «suerte» de no tener que pensar en la regla. Pero si nuestro ciclo es una fuente de dolor e impedimentos, lo que todas suelen hacer es tomar pastillas para poderse olvidar del tema.

Sin embargo, somos muchas las que sentimos algún tipo de carencia, un vacío interior… Tenemos la impresión de no saber ni cómo ni dónde contactar con nuestra esencia femenina, con nuestra feminidad más profunda.

Y si el esperado embarazo no se produce, si el vientre permanece desesperadamente vacío, entonces surgen preguntas obsesivas: ¿qué es lo que no funciona? ¿Qué significa ser una mujer fértil? E incluso ¿soy yo una verdadera mujer?

Se desea el desarrollo sexual, se oye hablar de sexualidad femenina y masculina. Pero ¿cómo vamos a ser sexualmente femeninas si, justamente, se nos escapa la clave de esa energía? ¿Y si la clave se encuentra, precisamente, allá donde no creíamos ver nada interesante…, en nuestro ciclo menstrual?

Nosotras estamos convencidas de ello porque lo hemos visto confirmarse a través de nuestras experiencias con grupos de mujeres desde hace más de veinte años.

Este libro es el fruto de dicha convicción. Se dirige a todas las mujeres porque contiene las claves que todas deberíamos recibir al iniciar nuestra andadura como mujeres.

Es libro es una guía que te permitirá entrar en tu ciclo y reapropiarte de su funcionamiento, su lenguaje, sus vías íntimas y sexuales, sus energías, sus ritmos y el sentido que reviste en tu vida. Es un libro de recursos lleno de consejos, de recetas con plantas medicinales, de ejercicios corporales e ideas prácticas para aprender a amar, a cuidarse, a estar en armonía con tu intimidad femenina, fase a fase y cada día de tu ciclo.

De igual modo, esta obra te ayudará a encontrar las palabras y los métodos para instruir a tus hijas en edad púber. También apasionará a tu compañero, permitiéndole comprenderte mejor y fomentando ricas conversaciones entre ambos. Esta guía resultará de gran ayuda si estás entrando en la menopausia, para mirar hacia atrás tu pasado de mujer fértil y sacar enseñanzas enriquecedoras para vivir tu feminidad presente. Puede servir, así mismo, como base de trabajo para un grupo de mujeres, puede ayudar en el trabajo, en la vocación y para ayudar a otras mujeres.

Además, es un libro de compromiso que se sitúa en la línea de continuación de los movimientos de liberación de la mujer, y en una perspectiva más vasta, relaciona nuestra memoria colectiva con la coyuntura ecológica actual.

Capítulo 1

Ser una mujer

Nos movemos en un mundo de belleza e inteligencia. En el corazón de ese mundo, potentes fuerzas creativas e ingeniosas se despliegan y se abren para que, cada mes, se cumpla un movimiento de creación y destrucción. Dicho mundo es tu cuerpo y dicho movimiento es la firma de la Vida, el ciclo vital que pulsa en el microcosmos de tu vientre. Olvidémonos, por un momento, de todo lo que sabemos. Vámonos de viaje. Un viaje al corazón del cuerpo femenino.

1. Mi cuerpo de mujer

La pelvis femenina

Se llama pelvis a esa zona del esqueleto que se parece a un caldero. **Es una estructura ósea,** que ofrece un marco de inserción al conjunto muscular pélvico, que arbitra y protege los órganos, las vísceras del fondo del abdomen: vejiga, útero y recto.

MI GEOGRAFÍA CORPORAL

La pelvis tiene una forma esculpida, compleja, muy hermosa. Está formada por el sacro detrás, que es el extremo más bajo de nuestra columna vertebral, acabada por un pequeño hueso llamado coxis. A los lados hay dos grandes piezas óseas que forman su envergadura, se llaman «alas ilíacas» y evocan dos hélices. Cuando estoy sentada, me gusta notar los dos extremos más bajos: sobre esos dos huesos (isquion) nos sentamos. Si me pongo las manos en la cadera, notaré los dos extremos más altos (lo que vulgarmente se llaman caderas). De este modo percibo la altura de mi pelvis.

Por debajo del bajo vientre, las alas ilíacas se unen formando la sínfisis púbica o pubis.

En ese conjunto también se distinguen dos regiones: el espacio comprendido entre el sacro, el isquion y el pubis, y el espacio comprendido entre las crestas ilíacas.

El conjunto forma una estructura ósea densa y sólida, pero con capacidad para articularse. Es una capacidad ínfima si la comparamos con articulaciones como los tobillos o los hombros, pero existe y se amplifica durante el embarazo para permitir el trabajo del parto.

La estructura ósea de la pelvis femenina se diferencia de la masculina por ser más ancha y abierta, con un espacio interior más amplio que permite y da fe de la intensa actividad de esta región en el cuerpo de la mujer: los numerosos cambios durante el ciclo menstrual, las transformaciones profundas del útero durante el embarazo y la actividad sexual son acontecimientos que la mujer vive desde su interior, no en el exterior como los hombres.

La pelvis es el centro del cuerpo, el centro de gravedad. Todos nuestros movimientos deberían producirse a partir de ese centro. A partir de ahí deberíamos respirar, en circunstancias normales, desde el bajo vientre.

Es un lugar de intensa actividad circulatoria una encrucijada donde se cruzan los flujos venosos, linfáticos y arteriales que suben y bajan para llegar a todos los rincones del cuerpo.

En la pelvis se concentra y se concreta la energía del deseo sexual.

Es la zona terminal de evacuación posdigestiva, a través de la uretra y el ano, así como los deshechos genitales, a través de la vagina. Es el lugar del que procedemos todos, es el lugar del «nacimiento al mundo».

Por eso, la pelvis se relaciona con nuestras raíces, nuestros orígenes y simboliza la fuerza vital.

DEL LADO DE LAS ENERGÍAS

La pelvis es uno de los tres centros de energía más importantes del cuerpo. Estas centrales energéticas, llamadas las «Dan Tian» en medicina china, se sitúan respectivamente en la pelvis, en el tórax y en la cabeza. En el sistema ayurvédico (medicina tradicional india), la pelvis corresponde a los tres primeros chakras (Muladhaha, Svadhisthana, Manipura).

> La pelvis es la sede de la alegría de vivir, de la autonomía, del contacto con la realidad y de la encarnación de la dimensión sagrada de la sexualidad.

En nuestra cultura occidental, el vocabulario anatómico que distingue los elementos físicos de la zona pélvica, revela el peso simbólico, la carga inconsciente que esconde fuertes contradicciones: «donde la espalda pierde su casto nombre» es el sacro (del latín «sagrado»).

En nuestro pasado lejano, la vida genital y sexual concentrada en esta zona estaba revestida de todo lo sagrado y estaba sujeta a transmisiones madre-hija, a ritos de iniciación que formaban la base de la comunidad (esto se observa aún en algunas sociedades «primitivas»). Esa lejana capa de nuestra historia queda velada por el largo período cristiano, caracterizado por la vergüenza del cuerpo y, particularmente, de esa región y sus actividades.

El útero: envoltorio de la Vida

EN EL CENTRO DE LA PELVIS

Es un órgano muy particular, musculoso y hueco. Envuelve al bebé y asegura su desarrollo y protección. También posee una función de evacuación (de la sangre menstrual, del bebé...) y una función de almacenamiento de sangre y nutrientes. Los chinos lo llaman «la curiosa entraña».

Su forma parece una pera pequeña o un higo grande. Se distinguen tres partes: arriba, la parte más voluminosa, el «cuerpo del útero», que se prolonga por ambas trompas de Falopio y los ovarios. El estrechamiento anatómico (la forma de pera) se llama «istmo». Abajo, la parte más estrecha que se comunica con la vagina, es el «cuello del útero».

¡ES UN ÓRGANO MUSCULOSO!

El interior está tapizado por una mucosa (como el interior de las mejillas) que se modifica con cada ciclo. Se hincha, se espesa, se vasculariza más y más a lo largo del ciclo, porque si no hay embarazo, se descama y se evacúa con las contracciones rítmicas de las fibras musculares; es la menstruación.

Hay una cierta movilidad, que varía también en el curso del ciclo y que puede estar influida por la movilización de la pelvis y por la respiración.

Es un órgano que está dotado de una extensibilidad y una potencia excepcionales.

En tiempos normales, su talla varía de 3 centímetros, más o menos, al principio del ciclo, al doble de su volumen al final de éste, justo antes de la regla. Durante el embarazo, se estira hasta llegar a la caja torácica (unos 30 centímetros) y tiene una capacidad de 4 a 5 litros aproximadamente (más si se trata de un embarazo gemelar). En el momento de la expulsión, efectúa un esfuerzo prolongado para contraerse y expulsar al bebé.

DEL LADO DE LAS ENERGÍAS

El útero forma parte de una red que participa en la distribución de nuestra energía dinámica, así como en el equilibrio del ciclo menstrual, la salud ginecológica, la vitalidad genital y la sexual.

En la medicina tradicional china, a este circuito se le llama «los vasos maravillosos»: tenemos, entre otros, el vaso de la concepción en la parte delantera del cuerpo, el vaso gobernador, por atrás, y el vaso penetrante que sube por el perineo hasta la garganta, a través del abdomen. Pasan por el útero y luego se difunden por el tronco y la cabeza. En cuanto al vaso cintura, como su nombre indica, circula en un trayecto que rodea la parte baja del abdomen, del talle a la pelvis.

Hay otro pequeño circuito interno, el meridiano del útero y el vaso del útero, que une el útero a los riñones y al corazón. El estado energético del útero depende, por tanto, de la calidad de la energía de los riñones y de la sangre del corazón.

En las prácticas corporales equilibrantes para el ciclo menstrual, tenemos en cuenta la interacción energética entre órganos y siempre intentamos ver reflejada una pequeña parte del cuerpo en el cuerpo entero, a fin y efecto de favorecer las circulaciones energéticas que nos unifican y son la base de nuestra salud.

Dado que hay una doble función de almacenamiento y evacuación, el útero tendrá siempre propensión a ser receptáculo de nuestras emociones para, después, evacuarlas. Ése es su movimiento propio, en resonancia con el ritmo del ciclo menstrual: acumula y luego evacúa.

Por eso, es tan importante que la sangre y la energía circulen bien por el útero y por toda la pelvis. Si no es el caso, se ve entorpecido en su movimiento natural y ello repercute en el ciclo menstrual, que puede volverse desagradable, o en nuestra salud ginecológica, que puede conservar la impronta de las emociones bloqueadas, en forma de patologías.

> Restablecer la libre circulación en esa región, practicando ejercicios de consciencia, ayudándose con plantas medicinales cuya acción sea específica para el útero, o haciéndose acompañar, eventualmente, por un terapeuta energético, nos permitirá recuperar la energía y entrar en un círculo virtuoso con nuestro útero.

EL ÓRGANO DE LA SENSUALIDAD

En tiempos antiguos, el útero era considerado ¡como una criatura independiente! Todavía se encuentran rastros de dichas creencias en leyendas y cuentos en los que el útero es como una especie de animal que manda sobre su propia vida. Esta visión viene, posiblemente, del hecho que el útero vibra y se pone en movimiento en determinadas circunstancias, como durante el orgasmo o durante ciertos estados de consciencia relacionados con el ciclo menstrual (justo antes de la regla).

El estado natural del útero es la sensualidad y, en momentos de apertura, de ampliación de nuestras percepciones, puede llevar a estados extáticos donde se fundan cuerpo y mente, erotismo y trascendencia. Probablemente, de este estado enigmático nos hablen ciertos personajes revestidos de santidad, como santa Teresa de Jesús, representada en pleno éxtasis por Le Bernin. Sin llegar a buscar necesariamente este tipo de experiencias, se puede descubrir un espacio de dulzura, de calor y de profunda seguridad.

Este retorno perceptivo, interior, en el útero mismo, nos hace penetrar en su seno y beneficiarnos de su energía materna y matricial, a través de nosotras mismas. Simbólicamente, nuestra matriz se convierte en un espacio donde parirnos a nosotras mismas. Puede adoptar la forma concreta de una etapa de curación interior o del cumplimiento de un proyecto vital o de una obra creativa.[1]

El perineo: la región de paso

Es un entretejido de fibras musculares que cierra el fondo de la pelvis y sostiene la parte baja del abdomen. De hecho, frecuentemente se lo llama «el suelo pélvico».

Este suelo muscular se inserta en la pelvis en dos capas musculares que se superponen y se entrecruzan. Se distingue el suelo pélvico profundo, que está a media altura de la pelvis, que es ancho y potente, cuya forma recuerda a una hamaca. Y el suelo pélvico superficial, fijado en las partes más bajas, que podemos tocar directamente (pubis, isquion, coxis) justo detrás de la piel.

Estos músculos entrecruzados rodean los orificios de la uretra, de la vagina y del ano. Contribuyen al control de los esfínteres.

FUERZA Y ELASTICIDAD

Para poder sostener los órganos, el perineo posee una notable capacidad contráctil. Y para permitir el paso hacia el interior o hacia el exterior, está dotado de una enorme elasticidad.

También es el músculo antagonista del diafragma, el músculo de la respiración (a veces a la matriz se le llama «diafragma pélvico»).

---

1. *Le Qi Gong des 5 éléments, voyage vers la féminité,* Hélène Cociovitch, ed. Guy Trédaniel; *Petit bassin et périnée, organes génitaux,* tomo II, Pierre Kamina, ed. Maloine; *Le périnée féminin,* Blandine Calais-Germain, ed. Désiris.

Por lo tanto, se vuelve blando en el momento de inspirar y se contrae en el momento de espirar. Aquí también, su fuerza y su elasticidad son necesarias para que pueda jugar su papel de compañero del diafragma y asegurar, así, una respiración abdominal necesaria para mantener el bombeo circulatorio en toda la parte inferior del cuerpo.

EL OCHO DEL PERINEO

En su parte superficial, el suelo pélvico forma un eje que va del pubis al coxis. En este eje se emplazan orificios tales como la uretra, la vagina y el ano. Las fibras musculares rodean dichos orificios dibujando un gran bucle que parte del pubis y contiene todo el sexo, y una buclecito que contiene el ano y se fija al coxis. Todo ello forma un «ocho».

El punto de entrecruzamiento de esos dos bucles que forman el ocho está entre la vulva y el ano, es una zona muy densa que se llama «centro tendinoso del perineo». Es la zona más resistente del músculo. Este lugar es, también, el punto energético específico y más notable de la medicina china, considerado como la puerta de entrada de la energía yin (aunque también puede ser una zona de fuga de energía si la zona está lesionada o muy átona). En este punto se entrecruzan los tres maravillosos vasos evocados en el párrafo sobre el útero: el vaso de la concepción, el vaso gobernador y el vaso de asalto. Actuando sobre este punto, estimulamos el conjunto de la red implicada en el equilibrio vital, genital y sexual. Su estimulación permite beneficiarse de las propiedades de este punto para tonificar el perineo. Además, para practicar dicha estimulación (*véase* capítulo 3, páginas 169-170) se integra el trabajo de contracción/relajación del perineo, cuya propia práctica tonifica el músculo: así se entra en un círculo virtuoso con el perineo.

La relajación del ocho del perineo relaja y calma profundamente (*véanse también* páginas 191-192).

Las mamas

Son unos envoltorios redondos y elásticos de las glándulas mamarias cuya función es la producción de leche. Los tejidos blandos (tejido conjuntivo) que las contienen están muy vascularizados y contienen grasas y canalizaciones que unen las glándulas a los pezones (por donde saldrá la leche), los cuales están rodeados por las aréolas: discos de piel rosada o amarronada, repletos de pequeñas glándulas sudoríparas que segregan sudor para lubrificar los pezones y difundir feromonas (feromonas: *véase* página 43).

Las mamas no tienen músculos que las sostengan, sino simples ligamentos que las mantienen fijas en el tórax. Están fijas sobre el «gran pectoral», que se inserta en las costillas y el esternón, que podemos percibir claramente en la entrada de las axilas, donde penetra para fijarse en el interior de los brazos.[2]

Los vasos linfáticos son numerosos en las mamas. Van a buscar las redes de los ganglios (los «ganglios linfáticos») ubicados a cada lado de las mamas, principalmente en las axilas, por debajo y por encima de las costillas del músculo pectoral.

La linfa es un líquido con numerosas funciones, entre las cuales está la integridad del sistema inmune y la limpieza del cuerpo. Es un sistema de circulación lento que no está propulsado por una bomba (como hace el corazón con la sangre). Son, esencialmente, los movimientos del cuerpo, la respiración, los estiramientos suaves y los masajes los que estimulan su circulación (para cuidados naturales de las mamas, *véase* página 24 y páginas 169-170).

LAS MAMAS CAMBIAN EN EL CURSO DEL CICLO

Los senos están muy relacionados con el ciclo menstrual, siguen su movimiento. En la primera parte del ciclo, bajo la influencia de los estrógenos, recuperan espesor; en la segunda parte del ciclo, se de-

---

2. *Carnet de anatomía*, tomo III, Pierre Kamina, editorial Maloine.

sarrollan las glándulas mamarias por la influencia de la progesterona; en el momento de la regla, con la caída hormonal, pierden densidad. Las mamas y la matriz tienen una actividad cíclica relacionada y muy parecida de crecimiento y mengua.

EN EL SENO DEL DESEO

Conectadas con el deseo, las mamas expresan nuestra vida sexual y sensual y participan de ella.

Están íntimamente ligadas al útero y al clítoris.

La medicina china considera que las mamas están energéticamente unidas a los riñones, que están considerados como reservas de energía sexual. Los masajes en las mamas estimulan, por lo tanto, los riñones y éstos, a su vez, estimulan las glándulas sexuales.

En nuestra cultura, los senos son objeto de deseo. Su redondez, su suavidad, conmueve, inspira, atrae y cautiva. Hay toda una estética cultural alrededor de las mamas. Son honrados y sublimados por los poetas pero, desgraciadamente, también están sujetos a modas, clichés y dictaduras que estigmatizan a las mujeres mediante la publicidad y la moda…

El término «seno» viene de la palabra latina *sinus,* que designa el canal que se forma entre ambas mamas. Una forma de ver esta parte del cuerpo es su aspecto decorativo para la mujer. Desde luego es una visión muy diferente a la que evoca la palabra original «mama», que sirve para la alimentación de los cachorros entre los mamíferos y que evoca un rol nutricio, no sexual.

LECHE Y AMOR

Por transformación de la sangre, las mamas elaboran leche en sus glándulas, la llevan por los canales correspondientes hasta el pezón y es expulsada mediante las succiones del bebé. Es lo que llamamos «la subida de la leche». Algunas mujeres experimentan una explosión impresionante de leche. Sus mamas se convierten en auténticas fuentes de leche nutritiva.

Las mamas fabrican este maravilloso elixir para el bebé a voluntad, tanta como el bebé solicite. La experiencia de la lactancia despierta intensas emociones de felicidad y de amor: la felicidad de dar, de ser, una misma, fuente de abundancia.

Ese sentimiento, ese deseo ineludible de nutrir, puede permitir a una mujer alimentar a un bebé con sus pechos aún sin haber estado embarazada. La intensidad de su deseo junto con la succión del bebé desencadena todo el proceso hormonal necesario para la elaboración de la leche.

En África y en Asia, incluso en la actualidad, no es raro ver abuelas amamantando a sus nietos para ayudar a sus hijas en esta tarea.[3]

> Las mamas están ligadas al ciclo menstrual. Con ecos en el biorritmo de crecimiento/mengua, impulsado por la Luna, las mamas y el útero crecen y menguan cada mes. Sensibles y vibrantes, dibujan un camino de deseo unido al clítoris y al útero.
> Fuente de abundancia, también se conjugan con el corazón y el pensamiento, y concretan toda la fuerza simbólica que les está asociada desde siempre: símbolo del don de una misma, son un himno universal a las virtudes maternas de la feminidad.

¿Cómo autoexaminarse las mamas?

En los últimos diez años, se han presentado numerosas formas de autoexaminarse los pechos por parte de las asociaciones de salud. Muchas mujeres se autoexaminan, lo cual es importante; sin embargo, muchas están mal informadas sobre la forma de proceder y

---

3. *L'allaitement*, Marie Thirion, ediciones Albin Michel; *Les cinq dimensions de la sexualité féminine*, Danièle Starenkij, editorial Orion.

cuándo deben hacerlo. Veamos lo que hay que saber cuando queremos examinarnos las mamas.

Las mamas hay que examinarlas cada mes, con cada ciclo menstrual. Es fundamental hacerlo siempre en el mismo período: entre 5 y 7 días después del primer día de sangrado. En ese momento, las glándulas mamarias están menos estimuladas por los estrógenos y resulta más fácil percibir los tejidos, las grasas y las glándulas, así como anomalías que puedan aparecer. Además, la ausencia de progesterona en ese momento del ciclo hace que las mamas no sean demasiado sensibles a la manipulación.

Hay dos etapas en el examen de mamas: la observación visual y la palpación.

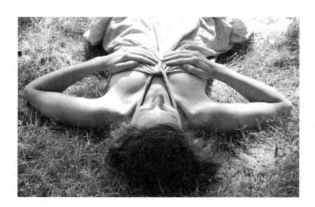

LA OBSERVACIÓN VISUAL

El examen de los pechos es comparativo: se observan, en primer lugar, las mamas entre ellas (si son simétricas a simple vista y si parecen iguales por dentro cuando se las palpa) y se comparan con el estado de las mamas en los meses precedentes. **Se trata de ver el examen como una forma de amar nuestros propios pechos, de cuidarlos y de conocerlos perfectamente.**

Los pechos se miran desde todos los ángulos: por delante, por los lados, de cerca, de lejos. Podemos llevar las manos hacia la nariz, sujetando cada muñeca con la mano opuesta, y ejercer presión (como para remangarnos) permitiendo a los pechos dar un saltito, que nos indicará si tienen buena movilidad o si hay retracción.

Lo primero en que debemos fijarnos: la belleza de nuestros senos ¡no lo olvidemos nunca, son perfectos!

Luego hay que fijarse en si hay asimetría, alguna masa aparente, aplastamiento, diferencias en el color de la piel, diferencias en la rugosidad y tamaño de los pezones, si hay piel de naranja, si ha aparecido vello… Todas estas particularidades son susceptibles de ser consideradas síntomas de desequilibrio y deben consultarse con un médico.

LA PALPACIÓN

Es importante no usar productos como el jabón, geles o aceites antes de la exploración, ni siquiera el agua de la ducha o del baño, porque pueden obstaculizar la capacidad de las manos para discernir las sutilezas de los tejidos mamarios. Hay que poner las manos limpias y secas directamente sobre los pechos limpios y secos.

> La mejor forma de practicar una palpación es acostada, relajada, con el brazo de la mama que vamos a examinar por encima de la cabeza y la mano opuesta sobre el pecho, que se palpará con tres dedos (índice, corazón y anular).

Es importante palparse siempre del mismo modo: en círculos y siguiendo rayos desde el pezón. Una diferencia en el modo de palparnos puede falsear las observaciones. Hay tres tipos de presión: la superficial, la media y la profunda. La superficial roza a penas, justo apoyando las yemas de los dedos sobre la piel, y permite buscar anomalías en la epidermis. La media permite identificar los diferentes tejidos: glándulas, tejido adiposo y quistes, si los hubiere. En este nivel, habitualmente, podemos percibir cambios en las mamas con facilidad. La profunda permite acercarse a las costillas y comprobar si hay adherencias. En resumen, a fuerza de palparse las mismas zonas una y otra vez, de la misma manera, estaremos en disposición de identificar cambios sutiles y acabaremos siendo expertas en nuestras propias mamas.

EL BIENESTAR DE LAS MAMAS
- Aplicar arcilla verde en los senos. También podemos machacar lavanda y mezclarla con la arcilla o añadirle unas gotas de aceite esencial de lavanda.
- Se usa el aceite de caléndula o de rosa (maceración de flores secas en aceite de girasol o de oliva durante un mes) para darse masajes en los senos.

Se pueden añadir unas gotas de aceites esenciales de salvia o de té (gaulteria) en caso de sensibilidad o de congestión menstrual. ¡O bien de aceites esenciales de naranja, de rosa o de abeto para ocasiones especiales!

Hay que masajearse los pechos, uno después del otro o al mismo tiempo, como se prefiera, extendiendo el aceite poco a poco y con mucho amor.

2. Conocer y amar el ciclo

Nuestro sistema hormonal se pone a punto muy rápidamente, en las primeras semanas de vida embrionaria. Después madura a lo largo de toda la infancia, y está listo un poco antes de la adolescencia: antes a los 14 años, ahora a los 12 e incluso antes, por culpa de la contaminación en la que vivimos (*véase* «Los xenoestrógenos y contaminantes», página 53).

¡Con la llegada de la primera regla entramos en el ciclo de fertilidad que durará cuarenta años de nuestra vida! A partir de ese momento y hasta la llegada de la menopausia, nuestro cuerpo entra en el ritmo que determina el sangrado menstrual a intervalos regulares, de ahí su nombre de «regla». Podríamos decir que la mujer vive durante todo ese largo período «según sus propias reglas», tanto literal como figuradamente.

¿*Femenino* versus masculino?

El ecosistema biológico y energético de la mujer está completamente al servicio del ciclo menstrual. Es la prioridad de su cuerpo.

Mientras que los hombres se arman de un buen capital muscular repartido por todo su cuerpo, las mujeres nos armamos de un capital de fertilidad: materia (tejidos conjuntivos y grasas) y muchos fluidos nutritivos concentrados en el centro del cuerpo. Así, las mujeres que practican intensamente deportes difíciles y de alto nivel, suelen perder sus reglas, o no llegan a tenerlas si empiezan de pequeñas, ¡porque el cuerpo femenino no puede con todo! Confeccionar, mes tras mes, las condiciones óptimas de fertilidad durante más de cuarenta años es un trabajo brutal. La mujer elabora sus ciclos menstruales como las abejas fabrican la miel…

Lo que estamos diciendo ahora pondrá los pelos de punta a muchas mujeres que han luchado incansablemente por conseguir la igualdad de género, desigualdades que bebían, precisamente, de las fuentes de las diferencias biológicas, para excluir a las mujeres de toda vida social. Nosotras no renegamos en absoluto de todo lo conseguido, pero sí que pensamos que ésa fue una etapa más de la historia de la mujer (*véanse también* páginas 46-53 sobre los miedos, el capítulo 2 sobre la contracepción y el capítulo 3 sobre los ritmos psicoenergéticos femeninos). Estamos convencidas de que, actualmente, se puede seguir en la senda de la equidad al tiempo que se desarrolla una verdadera comunicación hombre-mujer basada en la empatía, el respeto y la autenticidad, reivindicando nuestra singularidad femenina que pasa, en primer lugar, por la reapropiación de nuestro cuerpo de mujer y de sus ritmos naturales.[4] También pensamos que es condición indispensable para que podamos ser auténticos unos frente a otras. Porque sin un cierto anclaje en la realidad de nuestro cuerpo, nos vemos fácilmente obstaculizados por los condicionamientos sociales que pretenden convertirnos en muñecas Barbie, en *wonder women,* en prostitutas… En resumen, en todas esas caricaturas odiosas que no tienen nada que ver con la mujer de verdad, la mujer que osa entregarse a sus ritmos, a sus ciclos, a sus energías.

Mi ciclo me enseña a conocerme mejor

Hemos invertido poco en el cuerpo en Occidente. No lo hemos honrado, lo hemos tratado como si fuera una máquina. Ahora podemos descubrir, mediante las medicinas sensibles, la arteterapia, las prácticas corporales que se dirigen a la mente a través del cuerpo (métodos somatopsíquicos), el desciframiento biológico, etc., que el cuerpo no es ni una máquina ni un pedazo de carne banal.

Para muchas de nosotras, imaginar que el cuerpo tiene cosas que enseñarnos que sólo podemos aprender escuchándolo es algo nuevo. Y cuando nos comprometemos en esta vía, quedamos estupefactas por la amplitud del campo de experiencias que se abre frente a nosotros. Para nosotras, las mujeres, el ciclo menstrual es una maravillosa herramienta para aprender sobre nosotras mismas. Un aprendizaje que no tiene lugar con palabras sino con experiencias. Desarrolla nuestra capacidad de observación, nos pone en contacto con nuestros suministros instintivos, nos enseña a adaptarnos. Nos enseña aquello que realmente debemos saber, nos prepara para el conjunto de vivencias femeninas y nos liga a nuestra creatividad más profunda y al gran ciclo de la Vida *(véase* «Enriquecer aún más mi calendario», páginas 100-105; tabla de recapitulación de las cuatro

---

4. Danièle Starenkij, *op. cit.; La femme Shakti,* Vicki Noble, Ediciones Véga.

fases del ciclo, páginas 206-207 y «Creo un mandala de mi ciclo», página 208).

Nuestro ciclo puede convertirse en un jardín del que ocuparse cada día con amor: cada estado, cada sensación, cada síntoma, tendrá su sentido y guiará nuestras acciones.

A lo largo de este libro, revisitaremos el conjunto de caminos de nuestro cuerpo femenino y nos tomaremos el tiempo necesario para descifrar su lenguaje secreto, a fin de poder tejer ricos nexos llenos de enseñanzas con este mundo redondo que pulsa en nuestro vientre.

¡Hablemos de la regla!

¿QUÉ ES EXACTAMENTE LA SANGRE DE LA REGLA?

Es un fluido rojo que, efectivamente, contiene algo de sangre, pero no es «sangre» como la gente cree. Está compuesto de fragmentos de mucosa (de ahí que contenga sangre) pero, sobre todo, está compuesto de células nutricias, células madre y células glandulares, de anticuerpos, de líquido linfático y de muchos nutrientes: vitaminas, proteínas, glúcidos, sales minerales, cobre, magnesio, potasio…[5]

¿Qué pasa con el óvulo no fecundado?

Al contrario de lo que la gente suele creer, el óvulo no fecundado no se expulsa con la regla como si se tratara de un huevo. Cuando no hay fecundación, el óvulo se degrada inmediatamente y se absorbe por los tejidos de la trompas. Nunca se queda en el útero esperando salir.

No obstante, ocasionalmente sí puede ser expulsado, cuando no es reabsorbido. En ese caso se percibe una masa roja y

---

5. *Que se passe-t-il dans mon corps?* Élisabeth Raith-Paula, ed. Favre.

traslúcida que llega acompañada de una hemorragia muy abundante.

¿Qué son las células madre?

Las células madre son células capaces, multiplicándose, de diferenciarse y de «especializarse» (por ejemplo en células musculares, células cutáneas, células hepáticas…). Actualmente, los investigadores utilizan las células madre de las reglas para encontrar soluciones a los problemas de los trasplantes.

REGLAS NORMALES Y «EQUILIBRADAS»

En Occidente no tenemos mucho que decir sobre reglas normales. Tienen que ser patológicas para que resulten interesantes en medicina. Pero en las medicinas india o china sí se encuentran indicaciones sobre lo que es normal, esto es, equilibrado.

Las reglas «normales» según la medicina china

Su duración debe ser de 3 a 4 días. Más allá de eso, se considera que hay un desequilibrio en la fisiología de la producción de sangre.

Cantidad: entre 30 y 80 ml (en total). La copa menstrual permite medir la cantidad. Cuando no se utiliza protección alguna, se puede recoger la sangre en un pequeño recipiente para calcular su volumen. Si usamos copa menstrual o un recipiente, veremos que muchas de nosotras tenemos reglas demasiado abundantes.

El color debe ser rojo oscuro al principio, granate en medio y rojo vivo o rosáceo al final. La consistencia no debe ser ni espesa ni acuosa y no debe contener grumos.

Estos datos deben ser considerados como «salud ideal» hacia la que tender. Como todo lo que significa salud, se trata de una búsqueda de equilibrio, siempre cambiante: porque el equilibrio no es un estado fijo. ¡El movimiento es vida! A lo largo de estas páginas encontrarás numerosas propuestas para dirigirte a tu equilibrio menstrual. Con cada regla te darás cuenta de que tu sangre menstrual es diferente. Pensando en ese «modelo ideal», podrás constatar los efectos equilibrantes de lo que vas modificando y sabrás lo que más te conviene. Así, los días de regla serán el momento ideal para hacer balance del ciclo pasado. Podrás apreciar las cosas nuevas que hayas experimentado, releer tus notas y comparar el ciclo que acaba con los anteriores.

Mil y una formas de vivir la regla

Aparte del aspecto ultrapráctico de los tampones modernos, no exentos de algunos peligros (contienen dioxina, uno de los peores contaminantes, en contacto con nuestras delicadas mucosas y capilares sanguíneos), en la actualidad disponemos de un amplio abanico de protecciones, muchas de ellas ecológicas y a buen precio.

LA COPA MENSTRUAL

Se puede utilizar una copa menstrual para recoger la sangre. Hoy en día hay muchas marcas, son de uso sencillo y podemos encontrarlas en todas partes, desde farmacias hasta tiendas bío y, naturalmente, en Internet.

La copa menstrual no se nota una vez que te la has puesto (a no ser que esté mal colocada). No irrita, no reseca y no modifica la flora vaginal. Contrariamente al tampón, que colocamos en la parte más alta de la vagina, la copa se coloca, doblada, a la entrada de ésta. Luego se abre sola. Se le da una vuelta completa para que se abra completamente. ¡Y ya está! Ella sola sube y se coloca en el lugar adecuado de la vagina. Para retirarla ¡NO SE TIRA DE ELLA! Se la pinza ligeramente para que entre un poco de aire por los lados y así se despega de las paredes vaginales. Entonces puede retirarse fácilmente.

Lo bueno es que te puedes poner la copa sin tener la regla. Por ejemplo, sabes que estás a punto de menstruar y que vas a estar fuera o muy ocupada. Te pones la copa por la mañana, antes de salir de casa, y ya no te preocupas de nada. ¡Que venga cuando quiera!

Una gran ventaja de la copa es que puedes ver la cantidad de sangre que pierdes, indicador útil sobre el estado de salud, o puedes ver si hay modificaciones de una regla a otra, puedes determinar si hay que cambiar algún hábito higiénico o si debes cambiar la alimentación…

Cuando retiramos la copa, lo mejor es donar la sangre a la tierra, directamente al jardín o a las macetas que tengamos en casa. Es un gesto simple pero muy beneficioso. ¡Notarás el cambio en tus plantas! Y es que la sangre menstrual es de los abonos mejores y más potentes para el mundo vegetal.

ESPONJAS Y TAMPONES DE FIBRAS NATURALES
Existen esponjas naturales, muy pequeñitas, que se insieren en la vagina a guisa de tampón. Luego se retiran y se lavan para poder volverlas a usar.

En cuanto a los tampones, existen de fibras naturales y ecológicas.

LAS COMPRESAS «CASERAS»
Hay quien se lo pasa bien haciéndose compresas caseras, solas o con sus amigas. Algunas creadoras textiles fabrican compresas muy originales. Podemos navegar por la red en busca de ideas.

LAS REGLAS COMO EXPERIENCIA

Es importante otorgarse momentos, de vez en cuando, para vivir el propio sangrado. Pero para ello no podemos ponernos protección alguna. Lo mejor es adoptar una postura cómoda y renunciar a actividades que requieran protecciones intracorporales. Es bueno sentir, percibir cómo te derramas. Dejar que gotee. Entonces se vive una experiencia que nos invita a abandonarnos. Es una experiencia esencial que volveremos a encontrar en las vivencias femeninas: a través de la sexualidad, en el embarazo, en el parto, en la lactancia... También puedes inspirarte en la imagen poética de la mujer-arroyo, la mujer húmeda, la mujer fuente...

¡Es posible controlar el flujo!

El sangrado menstrual sale intermitentemente. Escuchando al propio cuerpo nos daremos cuenta de la forma en que funciona nuestro cuerpo para derramarlo. Más concretamente, podemos aprender a percibir el momento de acumulación de flujo en el fondo del útero y el momento en que el cuello del útero se relaja para dejar salir la sangre a través de la vagina. Una vez que se ha percibido este fenómeno, las reglas se viven mejor, pasando total o parcialmente de las protecciones que ya no resultan tan necesarias. Evidentemente, cuando no se usa protección hay que tener libertad para ir al baño todas las veces que sean necesarias. Este tipo de relación libre con la regla es muy liberador para aquellas mujeres que llevan mal el tema de la incontinencia menstrual. Puede ser fuente de paz librarse del uso de compresas y tampones.

A nivel físico, las mujeres continentes se dan cuenta de varias cosas:

El flujo es menos abundante y dura menos tiempo. El sangrado se para cuando se duerme. Hay menos fatiga e incluso se percibe una cierta fuerza, diferente de la que se conoce habitualmente.

Hemos constatado, a lo largo de años en contacto con muchas mujeres, que algunas viven espontáneamente sus reglas, de este modo natural. Han descubierto que tienen esta capacidad modificando su higiene de vida. Algunas practican el baño derivativo (agua fría en la zona pélvica), otras se volvieron vegetarianas, otras crudívoras, otras se iniciaron en prácticas físicas centradas en la pelvis, etc.

Nosotras concluimos que dichos cambios permiten al cuerpo encontrarse a sí mismo, recuperar tejidos y músculos tonificados, cercanos a su estado natural. Entonces el sangrado es armonioso, menos abundante y nuestra acción de retención es más fácil cuando se tiene un cuello del útero y un perineo tónico y flexible.

Otras secreciones vaginales en el curso del ciclo

Hay otro momento del ciclo en el que podemos tener pérdidas vaginales, pero esta vez suele tratarse de moco. A veces es tan abundante que se puede tener la impresión que la regla ha bajado y que el ciclo se ha acortado misteriosamente. Pero no, no es la hemorragia menstrual, es moco cervical, secreción que nos hace fértiles y que suele aparecer en mitad del ciclo. Detallaremos esta etapa fértil en la parte II del libro.

Más allá del moco cervical, toda secreción forma parte de las leucorreas, es decir, de pérdidas genitales que traducen un desequilibrio *(véase* capítulo 2, «Qué son las pérdidas blancas y cómo tratarlas» en la página 115).

Las molestias del ciclo

Cuando viene la regla aparecen molestias que vuelven de manera recurrente con cada menstruación y que desaparecen cuando la regla se acaba. Cuando empieces a observarte te darás cuenta de que no te conocías a ti misma.

A lo largo de este libro encontrarás pistas, información, consejos para comprender dichas molestias y lo que quieren decirte y cómo hacerlas evolucionar o desaparecer simplemente con plantas medicinales, con una correcta higiene de vida y con prácticas corporales precisas. En la tercera parte, podrás sumergirte en cada etapa del ciclo y establecer los nexos entre lo que pasa en tu cuerpo y lo que pasa con el movimiento interior de tu ser: tus emociones, tus energías, tu inconsciente.

3. Las hormonas en mi cuerpo

¿Cómo funciona el ciclo menstrual?

En general, todas hemos aprendido cosas sobre el ciclo menstrual en clase de ciencias naturales, en el cole. Pero una pequeña recopilación puede ser muy útil ahora. ¡Así podrás relacionar lo que tu cuerpo siente con lo que tu cabeza sabe! Nuestros sentidos, a través de la observación cuidadosa y la atención sostenida en cuanto a los fenómenos cambiantes, despertarán nuestra capacidad para percibir nuestro interior.

Esto nos conducirá, al mismo tiempo, a cuidar de la salud vital y sexual y a gestionar de manera natural nuestra fertilidad.

I El principio del ciclo Hormona ostrogénica	• Los ovarios se despiertan: reciben el estímulo de las glándulas hipófisis e hipotálamo (cerebro) que segregan estrógenos. • Entre 20 y 30 óvulos (huevos) empiezan a crecer: cada ovario se hincha y su superficie se llena de burbujas. • La mucosa del interior de la matriz se restaura, recupera su espesor. Las mamas también. • Las criptas del cuello del útero empiezan a fabricar moco cervical. • El cuelo evoluciona, se ablanda y se entreabre. • La temperatura basal es baja. • Fenómeno energético: período en que la sangre y el «yin» se concentran en la pelvis.

II **La ovulación** **Pico hormonal**	• La producción de estrógenos aumenta notablemente. • Un óvulo es elegido dentro del ovario. Es el único que podrá continuar con su maduración (aunque a veces pasa, misteriosamente, que dos óvulos maduran juntos porque ambos son elegidos). • En las criptas del cuello, las secreciones fabrican un moco muy fértil (*véanse* páginas 79-80). • Al tacto, la mucosa vaginal está hinchada, es suave y acogedora, el cuello está muy alto, en el fondo de la vagina, y muy abierto. • Un pico hormonal (estrógenos + hormona luteinizante [LH o HL]) desencadena la expulsión del óvulo maduro fuera del ovario. • La trompa captura el óvulo expulsado. • Fenómeno energético: los fluidos y la energía nutricia (la sangre y el «yin») penetran en los vasos que rigen la fertilidad.
III **Período** **premenstrual** **Hormona** **progesteronita**	• El envoltorio del óvulo expulsado permanece dentro del ovario y secreta progesterona (se le llama «cuerpo amarillo»). • La temperatura basal sube rápidamente y se mantiene elevada, el suelo pélvico se pone firme (*véanse* páginas 81-82). • La mucosa uterina se llena de elementos nutritivos, las paredes se espesan aún más y las glándulas se desarrollan. • Las criptas de cuello del útero se secan: el moco cervical desaparece. • El cuello uterino se cierra, desciende y se pone duro. • Un tapón mucoso cierra el cuello y lo vuelve totalmente hermético. • Las mamas están muy irrigadas y se forman más glándulas mamarias. • Fenómeno energético: la energía «yang» aumenta (aspectos térmico y dinámico), la energía del hígado se pone en movimiento.

IV **La regla** **Caída hormonal** (Fin de un ciclo y principio de otro)	• Las tasas hormonales y la temperatura basal caen brutalmente. • Baja la regla. • El cuello del útero está ligeramente entreabierto para dejar pasar la sangre. • Las glándulas mamarias se reducen y secan. • Es el final del ciclo y el principio del ciclo siguiente. • Fenómeno energético: los fluidos circulan.

Zoom en las hormonas

Sumerjámonos en el microcosmos de nuestro cuerpo ¡acerquémonos a las hormonas! La palabra «hormona» viene del griego *ormé,* que significa «impulsión».

Las hormonas son mensajeras, transportan y transmiten información que, cuando llega a su destinatario, desencadena reacciones en cadena. Son sustancias químicas secretadas en el cuerpo por las glándulas y que asociadas a los impulsos nerviosos regulan el metabolismo, el crecimiento y el desarrollo, la reproducción y el sueño. Circulan por nuestros fluidos corporales y, principalmente, por la sangre. Están íntimamente relacionadas con nuestro estado de ánimo y nuestras emociones. Así, nuestro deseo sexual, nuestro comportamiento e incluso nuestras percepciones dependen fuertemente de los niveles hormonales en el cuerpo.

Las hormonas son elaboradas por las glándulas endocrinas y, por lo visto, el hipotálamo es el director de orquesta. Esta glándula es muy sensible a todo cambio exterior: viajes, emociones, adaptaciones, temperatura, etc., e influye, a su vez, en el sistema endocrino.

Este conjunto forma el sistema hormonal o endocrino, que aparece en los primeros tiempos de la vida embrionaria, antes que el sistema nervioso.

Las glándulas son tejidos que fabrican sustancias. Éstas pueden tener un papel de comunicación interna: entonces se llama a la glándula «endocrina» («endo» = interno) y lo que secreta se llama «hormona». Otras glándulas del cuerpo se llaman «exocrinas» porque secretan hacia el exterior, como las glándulas sudoríparas en la dermis, que producen el sudor.

Las principales hormonas implicadas en el equilibrio hormonal femenino

LOS ESTRÓGENOS

Los estrógenos (así como la testosterona) son hormonas sexuales comunes en ambos géneros ¡pero en proporciones muy diferentes!

Los estrógenos se elaboran en los ovarios, pero también, en pequeña cantidad, en el cerebro (así como en las glándulas suprarrenales después de la menopausia) y se almacenan y transforman en nuestras células grasas.

Son los estrógenos los que convierten a la niña en mujer: es la hormona que da lugar a las formas redondeadas típicamente femeninas.

Los estrógenos desencadenan cada nuevo ciclo, cada mes. En efecto, hay un momento de vacío en cada ciclo: es el momento de la regla, que se corresponde con la caída hormonal. Pero lo mismo que en invierno, donde a pesar de las apariencias todo se prepara para renacer con la primavera, ese momento del ciclo es una preparación para la febril actividad de los estrógenos: con total discreción, despiertan suavemente los ovarios y restauran la mucosa uterina.

Luego se intensifica su actividad. Los ovarios se verán fuertemente estimulados, favoreciendo la elección y maduración de un óvulo. El cuello del útero se modificará, se ablandará con vistas a abrirse y producirá una secreción especial: el moco cervical, que cual filtro mágico, acoge, protege y da fuerzas a los eventuales espermatozoides que lleguen para conquistar al óvulo. La intensidad de los estrógenos aumenta todavía más con un pico hormonal (en conjunción con un pico de LH) que, en pocas horas, desencadenará la ruptura del ovario y su captura por la trompa. En ese momento se acaba la primera fase del ciclo menstrual, gobernada por los estrógenos. La segunda parte está animada por otra hormona: la progesterona.

¿Qué más hacen los estrógenos? Tonifican la piel y el cabello, volviéndolos suaves y brillantes; lubrican la vagina, ayudan a la asimilación del calcio en los huesos, refuerzan tejidos (sobre todo los genitales). Aumentan la acción de la oxitocina. Mejoran las capacidades cognitivas y favorecen la acción y la relación con los demás. Son un estimulante del sistema nervioso que aumentan la sensación de bienestar.

A nivel sexual: los estrógenos estimulan el instinto sexual y la necesidad de ser penetrada.

¿Qué favorece el equilibrio de los estrógenos? Todo lo que favorezca la producción de yin en el cuerpo, la energía de los riñones, las relaciones sexuales con penetración vaginal, la oxitocina.

¿Qué los disminuye? La ablación de ovarios, la menopausia, los problemas alimentarios, la insuficiencia de yin en el cuerpo, un modo de vida basado en la competitividad (consigo misma o con los demás), las dietas adelgazantes, las perturbaciones endocrinas.

LA PROGESTERONA

Es una hormona sexual exclusivamente femenina. La secreta el cuerpo amarillo en la segunda parte del ciclo menstrual. El cuerpo amarillo es una membrana llamada «folículo» en la primera parte del ciclo, que envuelve el óvulo y que está llena de líquido. ¡Se le llama cuerpo amarillo porque es su color de verdad! Tras la ovulación, se queda en una bolsa vacía dentro del ovario, pero se vuelve mucho más activa que antes porque secreta la progesterona.

Prepara el cuerpo de la mujer para un eventual embarazo, y en caso de concepción, permite el correcto desarrollo de la gestación.

Actúa como un inhibidor de la ovulación o lo que es lo mismo: «retrocontrol negativo de la regulación hormonal». En palabras llanas: envía un mensaje que impide al cuerpo ovular otra vez. Por eso, en la segunda parte del ciclo nos volvemos estériles por completo (¡cuidado con esta afirmación! La infertilidad aludida es realmente objetiva, pero hay que estar muy segura de haber ovulado y de estar en la segunda parte del ciclo. Para ello se pueden hacer verificaciones con herramientas sintotérmicas, *véase* página 85, «Combinar los índices y llevar un calendario de cada ciclo»).

¿Qué más hace la progesterona? Desarrolla las glándulas mamarias y la mucosa uterina. Aumenta la temperatura corporal. En el útero, bajo su influencia, la mucosa se llena de sustancias altamente nutritivas, de anticuerpos, de un cóctel de vitaminas, minerales y oligoelementos, de proteínas, de glúcidos... También relaja el sistema nervioso e induce a un estado de introspección.

A nivel sexual: influye en la tendencia receptiva y genera una energía psicosexual dirigida hacia el interior.

¿Qué favorece su equilibrio? Una suficiente energía del hígado y los riñones (yin), la sensualidad, el reposo y la relajación.

¿Qué la disminuye? La premenopausia: los ciclos anovulatorios, la debilidad del hígado, los problemas alimentarios, la frustración sexual, el estrés, los perturbadores endocrinos.

EL EQUILIBRIO ESTRÓGENOS-PROGESTERONA

Estas dos hormonas están en el origen de nuestro ciclo menstrual. Una contrarresta la otra. Su equilibrio es fundamental. Si una de las dos falta o sobra, aunque sea sólo un poquito, todo el equilibrio menstrual se ve afectado. Pero también el equilibrio psicoemocional femenino se ve afectado, así como su eros (el deseo de vivir, la pulsión de la vida).

LA TESTOSTERONA

Esta hormona está en el origen de las características sexuales masculinas, pero las mujeres también la producimos, aunque en cantidades muy moderadas. En nuestro caso, la producen los ovarios y las suprarrenales. Es una hormona estimulante: exacerba las sensaciones del clítoris. En el deseo sexual, incita a buscar el orgasmo, a la masturbación y a las fantasías. También incita a la búsqueda de pareja. Puede volver a la mujer agresiva, irritable, impaciente. Empuja a las mujeres a marcar territorio. Estimula la producción de adrenalina, dopamina y vasopresina.

LA DHEA (hormona dehidroepiandrosterona)

Proviene de los riñones: la producen las suprarrenales. También se la llama «hormona de la juventud». Es, efectivamente, fabricada en grandes cantidades durante la juventud, principalmente antes de la pubertad, lo cual no es sorprendente porque sirve de materia prima para las otras hormonas, sobre todo estrógenos y testosterona. Es, de alguna manera, la madre de las hormonas.

Participa en la elaboración y el mantenimiento del sistema inmunitario, estimula el crecimiento óseo, así como la libido. También secreta feromonas. A partir de los treinta años, su tasa va disminuyendo progresivamente.

No existe ninguna fuente alimenticia que proporcione DHEA. **Sin embargo, todo lo que restaure la energía de los riñones resulta provechoso para aumentarla: meditación, ejercicio físico suave, aire puro, reducción de estrés, terapéutica energética.**

Pero disminuye con la ingesta de cortisona, los anticonceptivos hormonales, el alcohol, el tabaquismo, el embarazo, las enfermedades crónicas, la obesidad o la fatiga crónica.

LA OXITOCINA

¡Maravillosa oxitocina! Maravillosa porque sus dominios son el amor y el apego, la ternura y la curiosidad por el prójimo, el abandono a los demás, la calma y el placer de estar juntos.

Es fundamentalmente elaborada en el cerebro por el hipotálamo y luego se distribuye y almacena por las pituitarias. Interviene en la recuperación de las fuerzas, la asimilación y el crecimiento.[6]

En un cuerpo femenino, rico en estrógenos y en progesterona, puede ser fuente de estados extáticos durante las relaciones sexuales y durante el parto.

En efecto, durante un parto respetuoso con la intimidad de la madre, la mujer puede vivir un pico de oxitocina sin par. Cuando es ése el caso, las contracciones uterinas son eficaces y el trabajo del parto da sensación de utilidad, de satisfacción que culmina en éxtasis durante la expulsión. Ese fuerte pico permite a la madre desarrollar, en las primeras horas del nacimiento, unos lazos de unión inalterables con su bebé. La oxitocina estará aún presente a la hora de expulsar la placenta, y además será estimulada cuando el bebé succione del pecho (cosa la mar de útil en las cortas noches de los primeros días del nacimiento de un bebé).

La liberación de oxitocina en el cuerpo se activa con el orgasmo y el tacto. Los masajes por todo el cuerpo, las caricias afectuosas y tiernas, la suave estimulación de las mamas, dormir abrazada a un cuerpo amado…, todo eso desencadena su secreción.

LA PROLACTINA

Fuera del embarazo, la prolactina se secreta en dosis bajas. También desempeña un papel en nuestra sexualidad, participando en el deseo y amplificando las sensaciones de bienestar tras el orgasmo. Durante el embarazo se secreta en altas dosis para preparar las mamas para la lactancia y continua secretándose fuertemente durante todo el período de lactancia. Cuando la prolactina es demasiado baja o demasiado alta, disminuye la libido. Por eso, la mayoría de mujeres

---

6.   *Ocytocine: l'hormone de l'amour*, Pr. Kerstin Uvnäs Moberg, editorial Le Souffle d'Or, 2006.

encinta o lactantes rechazan la actividad sexual. La prolactina será estimulada por la presencia de estrógenos.

Más allá de desarreglos hormonales o de insuficiencia suprarrenal, la prolactina se puede secretar fuera del embarazo, disminuyendo la fertilidad de la mujer.

LAS FEROMONAS

Son sustancias parecidas a las hormonas, con la diferencia que las primeras se dirigen al exterior. Secretamos muchas feromonas diferentes que, juntas, crean nuestro «perfume» personal: un perfume íntimo y único. Las feromonas se liberan a través de la piel y se presentan en gran cantidad en los fluidos corporales como el sudor, la orina, la sangre menstrual, la saliva y las secreciones sexuales. Forman parte de los signos de comunicación no verbal más discretos (más que nada porque su control se nos escapa por completo). Tienen efectos psicológicos significativos: las feromonas que se secretan alrededor de los pezones desencadenan el apetito del bebé. Otras feromonas desencadenan la sincronización de los ciclos menstruales entre amigas o mujeres que viven juntas.

El efecto de las feromonas activa también las reacciones emocionales instintivas: atracción o repulsión por otra persona, ternura o agresividad. Pasando por el nervio olfativo, estimulan directamente la parte del cerebro que gobierna los instintos ¡sin pasar por ningún sistema de control!

La parte sutil de las hormonas[7]

Con el sistema hormonal, se aborda un aspecto sutil de la vida en la materia. Podríamos comparar ciertas «dosis» hormonales a disolu-

---

7. *Qu'est-ce que la médecine Anthroposophique*, tomo I, Hériard-Dubreuil, ediciones Iprédis; Clouet Yvette: clases orales en sus talleres de yoga en Marsella; *Les secrets de la sexualité feminine*, Maitrayi Piontek, ediciones Le Courrier du Livre; *Les glandes endocrines et notre santé*, Paul Dupont, ediciones Association Rosicrucienne.

ciones homeopáticas, donde dosis infinitamente bajas provocan potentes reacciones: el ciclo menstrual es un ejemplo sorprendente, pero también conviene recordar el efecto de la insulina o de la adrenalina, que también es fenomenal.

El sistema hormonal relacionado con cuerpo y mente es la quintaesencia de los dos ámbitos. Esta organización sutil es llamada «cuerpo astral» en la medicina antroposófica (iniciada por Rudolf Steiner). La medicina ayurvédica (de la antigua India) la entiende como la puerta por la que la energía vital del universo se transforma en energía asimilable por todos los estratos del ser.

Así, en la visión ayurvédica, los chakras (centros de energía) están relacionados con las glándulas endocrinas. **Cada chakra es la expresión de la energía vital en su expresión energética, mientras que cada glándula es la expresión de esa misma energía en su expresión física.**

Esta dimensión sutil de las glándulas endocrinas ha sido objeto de numerosas investigaciones: por los yoguis en la India, obviamente (el yoga es una rama del ayurveda); por los taoístas chinos, que han nutrido mucho la práctica del qi gong, del taichí y de las artes marciales; por los alquimistas europeos, y por los rosacruces.

Con el trabajo de la consciencia corporal y energética, podemos experimentarlo por nosotros mismos, en nuestra medida. Actuando conscientemente sobre nuestras vértebras, sobre nuestros tejidos, estirándonos, practicando posturas, respiraciones y meditando, estimulamos los centros energéticos y nutrimos nuestras glándulas. A través de esta aproximación, el trabajo corporal se convierte en una magnífica práctica de autoarmonización del sistema hormonal.

ZONAS DEL CUERPO Y SUS CORRESPONDENCIAS CON LOS NIVELES DE ENERGÍA[8]

Zona corporal	Nombre del chakra	Nivel de energía
Vientre, pelvis, lumbares, piernas y pies	Muladhaha Svadhisthana Manipura	Contacto con la realidad Encarnación Alegría animal de vivir Dimensión sagrada de la sexualidad Autonomía
Caja torácica, hombros y brazos	Anahata	Voluntad Vida afectiva Pertenencia Apertura a los demás
Cuello	Vishuda	Capacidad de expresarse (la voz se apoya en el bajo vientre) Unidad entre intelecto, realidad afectiva, visceral y corporal
Cabeza	Ajna Sahasrara	Estado de conciencia meditativo (contacto con el Ser Profundo)

---

8. Yvette Clouet, *Détendre le plexus solaire*, ediciones Yvette Clouet.

4. Los miedos relacionados con el ciclo

El ciclo menstrual, y las zonas corporales que le están asociadas, están, todavía en la actualidad, cargados de miedo, vergüenza y sufrimiento. Para nosotras, mujeres occidentales del siglo XXI, puede parecer un absurdo, pero lo cierto es que es una realidad inconsciente.

Tomemos la imagen de un iceberg para ilustrar la coexistencia de estas dos partes de nosotras mismas. En la superficie, rompiendo el horizonte, se distingue una islita de hielo. Eso es lo que vemos y es nuestra consciencia de las cosas. Pero bajo el agua, la parte sumergida del iceberg es la más grande, la más importante. Es lo que no vemos y representa nuestro inconsciente. Las cosas no dejan de existir porque no las vemos, ¿no?

Cuando se aborda el tema de la regla y de la fertilidad, es bueno tener en cuenta que nos adentramos en un terreno sombrío. No nos aproximamos a este tema voluntariamente, ¡y eso que es parte fundamental de nuestra vida! Eso puede explicar ciertas resistencias que todas hemos opuesto frente a este tema, cierto malestar en la relación con nuestro cuerpo, en el hecho de mirarse, tocarse o en nuestra opinión en relación a la feminidad…

Cuando iniciamos la reconquista de nuestra intimidad corporal, cuando investigamos en nuestro ciclo menstrual, cuando nos comprometemos por completo en la experiencia de la regla, cuando nos ponemos a la escucha del lenguaje de nuestro útero, llevamos a cabo una limpieza profunda de nuestro inconsciente, un poco como si abriéramos todas las ventanas de una casa cerrada a cal y canto, olvidada durante años. Eso se hace poco a poco, estrato a estrato.[9]

---

9. *Les monologues du vagin*, Ève Ensler, editorial Denoël.

El miedo a la regla

Todos los seres humanos aprendemos a controlar nuestros esfínteres desde muy temprana edad. Es una base incontestable que se corresponde con la adquisición de determinadas conexiones neurosensoriales claves en el desarrollo del niño. Éste se siente impulsado a controlar por su enorme deseo de autonomía y, además, esta adquisición es altamente valorada por el entorno social.

El sangrado menstrual suele ser vivido como una incontinencia –con la implicación de desvalorización de una misma, de impotencia, de sensación de pérdida de control, etc.–. Algunas mujeres viven la regla como un castigo insoportable, difícil de aceptar. Sería necesaria una transmisión de mujer a mujer que iniciase a las jovencitas en los placeres del abandono femenino, a sentir y recibir positivamente el derrame de fluidos genitales... Esas cualidades difieren de la capacidad para controlar (y para controlarse), pero siguen siendo fuente de libertad y de autonomía. Ésta sería la primera etapa que prepararía a la jovencita para la posterior entrada en su vida sexual.[10]

Raras son las jovencitas que son guiadas de este modo. Y como no se habla de este tema ni de los sentimientos que despierta, ni siquiera entre las jovencitas de la misma edad, esa ebullición emocional acaba siendo rechazada. Pero lejos, en el inconsciente, ese «mal inicio» influye en la manera que la futura mujer adulta se involucre o deje de involucrarse en una relación con las particularidades femeninas de su «cuerpo genital».[11]

La recurrencia de las reglas, cada mes, en la vida de una jovencita puede ser vivida como un impedimento, como una cruz. Eso puede llevar a un sentimiento de cólera contra natura, que se percibe como una opresión, como una tiranía, una dictadura, un castigo

---

10. *Le bébé et sa nutrition, de la conception au sevrage,* Danièle Starenkij, editorial Orion.

11. *Amour et sexe dans vos rêves,* Christiane Riedel, editorial Trajectoire.

inmerecido. Para colmo, las reglas dolorosas con fuertes hemorragias aumentan ese sentimiento negativo.

Y como telón de fondo, está todo ese lenguaje popular, trasnochado, para referirse a la regla y las partes del cuerpo concernidas, completamente exentas de delicadeza y de poesía. Esas palabras traducen todo lo que contiene el inconsciente colectivo, todos los tabúes y la secular dificultad para amar el cuerpo, particularmente el cuerpo femenino.

LOS TABÚES SOBRE LA SANGRE MENSTRUAL

Son innumerables y están por todas partes, en todos los rincones del mundo.

Tienen que ver, todos, con la noción de suciedad, de contaminación, de impureza. La suciedad es negativa para toda mujer, para ella misma incluso, pero es nefasta para el colectivo porque es un peligro. Los tabúes imponen estrictas normas de vida, ritos, cosas que se pueden hacer y cosas que no se pueden hacer, y todo para alejar el «peligro de contaminación» para el grupo que supone la mujer menstruante. Son los mismos tabúes que actúan en el momento del parto, es decir, todo el tiempo en que la mujer sangra.

> Los tabúes sobre las reglas conciernen a la sangre matricial en general. Se relacionan con el temor arcaico al útero, en tanto que lugar misterioso donde se crea vida, el tenebroso lugar de los orígenes.

Además de los tabúes, en la vida cotidiana de las mujeres de los siglos precedentes, la sangre uterina –ya sea menstrual o posparto– estaba relacionada con el miedo a la muerte, con desangrarse. Hay que tener en cuenta que hubo un tiempo en que desangrarse en el parto era causa habitual de muerte. Este problema se agravó desde el momento en que se vetó a las mujeres el acceso al conocimiento de las plantas curativas.

Finalmente, confinadas en casa y con la función exclusiva del cuidado de los niños y la familia, así como de tareas poco valoradas, las mujeres acabaron viéndose a sí mismas como sucias, permanentemente, por las excreciones del cuerpo: las suyas, las de sus hijos y las de la sangre matricial.[12]

EL MIEDO A LA FERTILIDAD

La pubertad, la llegada de la regla marca el inicio de la vida fértil. Concretamente, esto quiere decir que cada mes se nos ofrece la posibilidad de concebir. Tras el parto, cuando las tomas de leche se espacian un poco (porque el niño duerme más por las noches, por ejemplo) el ciclo hormonal menstrual regresa para que un nuevo embarazo sea posible. Esta insistencia del sistema hormonal femenino para volvernos fértiles lo antes posible, junto con un contexto patriarcal denigrante hacia los deseos y necesidades de las mujeres, ha generado en nosotras el doloroso sentimiento de ser esclavas de nuestro cuerpo y, por extensión, esclavas de la naturaleza. Entonces, la regla se espera cada mes, pero no para sumergirse en el estado femenino que ofrece, sino para que pase pronto, para que desaparezca y para asegurarnos de que no estamos embarazadas cuando no queremos estarlo. Los tabúes que pesan sobre las mujeres pueden arraigarse y acabar haciéndonos creer que esas penas cotidianas, recurrentes, son el motivo de una penosa existencia.

EL MIEDO A LA ESTERILIDAD

Paradójicamente, querer un embarazo es, también, motivo de angustia. En los siglos pasados, el valor de una mujer se medía según

---

12. *L'un est l'autre*, Élisabeth Badinter, ediciones Odile Jacob; *Les myestères feminins*, Esther Harding, editorial Payot.

su capacidad para ser madre: se esperaba de ella que diera descendencia a su esposo, que pariera hijos. La mujer que no conseguía cumplir esta función podía ser repudiada.

Ser regularmente fecundada fue, en el pasado, la condición indispensable para ser amada, valorada; era el único modo de llevar una vida honorable.

Difícil, en ese contexto, tener autoestima cuando el vientre no florece, cuando las reglas se obstinan en aparecer cada mes arrastrando consigo toda esperanza de ser madre, de ser reconocida como «una verdadera mujer», es decir, una mujer «útil», capaz de cumplir con la única exigencia que se le hacía al género femenino. De tantos siglos viviendo esa triste realidad, en la actualidad se sigue pensando un poco lo mismo, aunque de forma inconsciente: ser una auténtica mujer significa ser madre. La ira que una mujer puede llegar a experimentar con cada regla que le anuncia que no será madre, una vez más, alimenta más tabúes sobre la sangre…, el círculo vicioso sigue rodando.

DESINTERÉS FÍSICO Y PSÍQUICO POR EL CICLO MENSTRUAL

Esta breve alusión a la historia de las mujeres nos permite recordar hasta qué punto la contracepción hormonal representó una potente apuesta que cambió la vida cotidiana de las mujeres. Fue un inmenso símbolo que marcó una etapa, cristalizando el ardiente deseo de las mujeres para existir por ellas mismas en tanto que seres humanos, no sólo como madres y esposas.

Pero hay una notable confusión entre el deseo de tener el control fiable de la concepción y la tentación a negar la singularidad menstrual de la mujer.

En ese momento de la historia, las mujeres quisieron borrar todo lo que las había esclavizado en el pasado: la fertilidad no controlada fue su peor enemigo. La medicina moderna les ofreció los medios técnicos para controlarla y les propuso una perspectiva mucho más amplia de lo que jamás hubieran imaginado: con los tratamientos hormonales, se podría esperar dejar de tener la regla a voluntad ¡nada de reglas! En la actualidad, dichos tratamientos son eficaces y muchas mujeres –incluso jóvenes– recurren a ellos. Los ginecólogos que prescriben tratamientos de este tipo están convencidos que la regla no sirve para nada, que una chica tiene derecho a vivir plenamente sin obstáculos.[13]

De la alienación por la fertilidad incontrolada se pasa a una alienación por la medicina.

Ésta se ha infiltrado en la vida íntima de las mujeres y controla con fuerza, a través de tratamientos y cirugía, su pubertad, su capacidad de concepción, las consecuencias de la contracepción, los embarazos, los partos, la menopausia y las consecuencias de los tratamientos para la menopausia…

Va siendo hora de hacerse una pregunta: ¿eso es ser libre?

Este nuevo contexto es la consecuencia lógica del pasado. Pero hacer tabla rasa no significa «curar». La consecuencia para las mujeres de la era moderna es que seguimos transmitiendo todo el bagaje de tabúes inconscientes del pasado y, además, transmitimos la negación de nuestro cuerpo y su singularidad femenina.

La ausencia de transmisión del sentido de la menstruación, la ausencia de educación sobre las particularidades del funcionamiento físico, emocional y energético femenino, el silencio que rodea todas las vivencias femeninas o que las menosprecia, han acabado por llevar a las mujeres a desinteresarse completamente por su ciclo menstrual.

---

13. *La Lune et moi*, documental de Diana Fabiánova, 2009, Arte.

Físicamente es posible con la ingesta de hormonas que castran nuestros ovarios y su ciclo hormonal natural (en realidad lo llaman «dejarlos en reposo», que suena más fino). Y cuando no se renuncia a tener la regla, es posible la castración gracias a la medicación sistemática y las protecciones periódicas ultrasofisticadas (y ultracontaminantes) que permiten vivir sin sentir, casi sin darse cuenta de que se es mujer, con total ausencia de ritmos emocionales y energéticos propios del género femenino.[14]

La sobrevaloración del embarazo

Todo desequilibrio engendra más desequilibrios. El desinterés físico y mental por el ciclo menstrual se transforma, para algunas mujeres, en la sobrevaloración del embarazo. Entonces, el embarazo se vive como el único estado en que se tiene acceso al sentimiento de existir realmente en el cuerpo femenino. El hecho de que el útero esté habitado vuelve ese espacio corporal. La mujer puede, entonces, autorizarse a sentir, prestar atención a sus emociones. Descubre una sensación de plenitud que despierta el gusto por vivir y le da acceso a la sensorialidad/sensualidad femenina. Fuera del embarazo, recupera la sensación de «vientre muerto» que antes tenía, vacío que da ganas de un nuevo embarazo.

La confección de un funcionamiento lineal

Calcado del funcionamiento lineal masculino, las mujeres de la era moderna viven de manera superficial, lejos de su propia naturaleza. Por otra parte, el acercamiento entre su naturaleza y la Naturaleza es una imagen parlante. Lo que se hace en la actualidad con la Naturaleza es similar a lo que se hace con nuestra naturaleza interna y con nuestro cuerpo. Ese cuerpo que es nuestra tierra, nuestro «terreno».

---

14. *Manuel de gynécologie naturophatique à l'usage des femmes*, Rina Nissim, ed. Mamamélis; *Luna Yoga*, Adelheid Ohlig, ed. Mamamélis.

La Naturaleza tiene sus ritmos, sus ecosistemas, garantes de la vida. Negarlos, maltratarlos, es algo que vemos cada día y comprobamos sus desastrosas consecuencias en el planeta. El mismo fenómeno se desarrolla todos los días en el interior de cada una de nosotras, en tanto en cuanto no permanezcamos a la escucha de nuestro terreno interior, nuestra *materia prima,* nuestro cuerpo, nuestra casa para toda la vida.[15]

5. Buenos hábitos para la salud femenina

Para ponerse manos a la obra con nuestro cuerpo de mujer, es útil conocer lo que favorece su equilibrio, así como lo que es nefasto para su salud. Vamos a ver unos cuantos hábitos que deberían cambiarse para cuidarnos mejor.

Los xenoestrógenos y contaminantes

En el mundo actual, estamos rodeados de contaminantes de todo tipo. Entre ellos los «perturbadores endocrinos». Provenientes de fuentes diversas *(véase* más abajo), pueden ser compuestos químicos, a veces son ondas electromagnéticas, en cualquier caso modifican nuestro equilibrio hormonal actuando principalmente sobre los receptores hormonales. A menudo, estos compuestos químicos son «xenoestrógenos». Éstos influyen sobre los procesos de síntesis, de secreción, de transporte, de almacenamiento, de liberación, de acción o de eliminación de hormonas. A veces se fijan en nuestros receptores de estrógenos e imitan los estrógenos de verdad (hormono-mimetismo), otras veces bloquean el acceso a los verdaderos

---

15. *La femme solaire*, Paule Salomon, ed. Le Livre de Poche; *Le discours de la tortue*, Cyrille Javary, ed. Albin Michel.

estrógenos o perturban la producción y el metabolismo hormonal. Actuando lenta e insidiosamente, pueden desequilibrar el ciclo hormonal femenino, aumentando el riesgo de cáncer y provocando otras patologías en la mujer y en sus descendientes. Los perturbadores endocrinos son peligrosos porque están por todas partes: en el champú, en el agua del grifo, en la comida, en los envases de plástico, en los objetos de oficina, etc. Ingerimos dosis ínfimas, pero de manera cotidiana, continuamente. En un informe de la Organización Mundial de la Salud (OMS) titulado *State of the Science of Endocrine Disrupting Chemicals*, publicado en 2012, se admite que los perturbadores endocrinos modifican nuestro equilibrio hormonal de manera peligrosa y que hay que actuar ya.[16] Como dijo Hipócrates, padre de la medicina: «Lo principal es no perjudicar». Tenemos que reapropiarnos de nuestro cuerpo y honrarlo. Debemos, ante todo, escoger una vida lo más libre posible de xenoestrógenos.

¿Dónde están los xenoestrógenos?

Envases de plástico para conservar los alimentos.
Botellas de agua, de plástico.
Film transparente de cocina.
Utensilios de cocina de plástico.
Embalajes plásticos para consumo.
Juguetes de plástico y biberones.
Cosméticos no ecológicos (maquillajes, cremas, laca de uñas, perfumes).

---

16. Véase también: *Menace sur la santé des femmes*, WECF, ed. Yves Michel, 2012.

Productos de higiene personal (champú, jabón, revitalizantes, dentífricos, desodorantes, espuma de afeitar).

Productos de limpieza (todo tipo de limpiadores, lavavajillas, detergentes).

Fruta y verdura no ecológicas (por culpa de los pesticidas, herbicidas, fungicidas).

Agua del grifo (los sistemas de filtrado no están preparados para los xenoestrógenos).

Pescados (por la polución del mar).

Carnes no ecológicas.

Productos lácteos no ecológicos.

Colorantes alimentarios (particularmente el rojo).

Aparatos electrónicos.

Mobiliario de oficina (nuevo).

Productos de construcción y rehabilitación (como los falsos techos o materiales para casas nuevas).

Cómo suprimir los xenoestrógenos de nuestro entorno

- Hacer una lista de los posibles perturbadores endocrinos que nos rodean.
- Consumir todos los alimentos ecológicos certificados que sea posible.
- Reemplazar, gradualmente, las bandejas de plástico por bandejas de pyrex.
- Dejar de usar el film transparente y los utensilios de plástico.
- Escoger productos cosméticos, de higiene y perfumes naturales y ecológicos a ser posible, exentos de ftalatos, BPA y parabenos.
- Instalar en el grifo un filtro de carbón activado.
- No beber agua de botellas de plástico, priorizando botellas de cristal o metálicas.

- Escoger limpiahogares ecológicos.
- Llevar mascarilla durante la rehabilitación de una casa.
- Reflexionar antes de la compra de una casa nueva y, si es posible, escoger materiales ecológicos.
- Desintoxicar el cuerpo (hígado e intestinos) y protegerlo con plantas medicinales.
- Consumir fibra para ayudarnos a eliminar.
- Consumir crucíferas (col, brócoli, coliflor…).
- Consumir fitoestrógenos (lino, soja fermentada, trébol rojo, fenogreco, alfalfa…).
- Disminuir las grasas animales, porque los estrógenos son liposolubles.

Mejorar la higiene de vida

EL SUEÑO Y TÚ

Los cuatro pilares de la salud son: **el sueño, el agua, la comida sana y el movimiento.** Circulan muchas leyendas sobre el sueño, como la necesidad universal de dormir ocho horas para tener una buena salud. Es falso. Aunque la mayoría de las personas en el mundo suelan dormir ocho horas, las necesidades humanas suelen ir de las siete a las nueve horas de sueño. Las mujeres tienen más sueño debido a la complejidad de sus ciclos hormonales. El sueño regula todo el sistema: el hambre, la glucemia, la presión de la sangre, el ciclo menstrual, todas estas cosas se ven afectadas por las carencias de sueño. También, las glándulas suprarrenales, que son como una especie de baterías, unas pilas de vida, sufren el impacto de la carencia de sueño y tarde o temprano aparecerán problemas tales como la fatiga crónica, depresión, extenuación o menopausias complicadas. El momento del adormecimiento es muy importante: las horas de sueño más recuperadoras son antes de la medianoche. ¿Una cura de sueño, señoras?

¡EL AGUA ES VIDA!

Olvidamos la importancia del agua para la salud del cuerpo. Venimos del agua como mamíferos y nos desarrollamos, desde la célula al cuerpo entero, en una matriz materna llena de agua. También sabemos que nuestro cuerpo se compone básicamente de agua: la linfa, la sangre y otros fluidos... Pero lo que no sabemos es que la deshidratación llega sólo con la falta de un 1 o 2 por 100 de disminución del agua en el cuerpo. Nuestras células necesitan agua para funcionar bien. La boca seca no es la única forma que tiene el cuerpo para avisarnos de que tenemos sed: también lo son los dolores artríticos, la acidez de estómago, la fatiga, el dolor de cabeza y muchas otras cosas. Nos limpiamos de toxinas y de la acidez mediante la ingesta de agua. Así, el hígado no podrá asumir eficazmente sus funciones de gestión de los nutrientes ni desintoxicar y metabolizar las hormonas si no bebemos lo suficiente. El agua es la base de la salud. Beber de uno a dos litros de agua al día, según nuestro peso, es una necesidad ineludible para mantener nuestras funciones vitales.

¡EN MARCHA! LA ACTIVIDAD FÍSICA SEGÚN LA FASE DEL CICLO

El movimiento contribuye a nuestro equilibrio físico y emocional femenino. Ayuda a gestionar el estrés, que perturba mucho nuestro equilibrio endocrino y ginecológico. Se ha demostrado que la actividad física regula el sistema endocrino, mantiene en buen estado el sistema nervioso y mejora la calidad de vida en general. Según el ciclo, los estiramientos, la actividad cardiovascular, el deporte, el yoga, la danza y las artes marciales son los mejores medios para cuidar de una misma. A lo largo de este libro ofreceremos inspiraciones para prácticas corporales que nos mantengan en la exploración y equilibrio del cuerpo femenino. Poco importa cómo, pero ¡hay que moverse!

EXPRESAR LAS EMOCIONES

La psico-neuro-endocrinología demuestra hasta qué punto las emociones afectan al conjunto de la salud. Si la medicina occidental ha separado cuerpo y mente durante tanto tiempo, las evidencias científicas nos han llevado a un cambio en la forma de pensar. El hipotálamo se ve claramente afectado por el pensamiento y las emociones, afectando al resto de las glándulas, influyendo en nuestra energía, en el ciclo menstrual, en la gestión de los azúcares, en la fertilidad… Así, es nuestra obligación cuidar este aspecto de nuestra salud. Las emociones son una forma que tiene el cuerpo para controlar el estrés. Negarlas, intentar controlarlas o tragárselas no son estrategias sanas. Hay formas de expresar las emociones con responsabilidad suficiente. La comunicación consciente, el «focusing»[17] y otras aproximaciones humanistas diversas nos enseñan autoempatía como una forma de cuidar de sí misma y de ser auténtica, cuidando también de nuestro entorno.

TIEMPO PARA UNA MISMA: EL REFUGIO

En este mundo en que todo va rápido, donde correr es lo normal, donde hay que ser productiva, competitiva y encima mostrarse contenta, nos olvidamos de tomarnos tiempo para nosotras mismas. Parece que sólo merezcamos descanso durante las vacaciones, los días de fiesta, nadie se preocupa de cuidarse diariamente, ni siquiera una vez por semana… ¡O nos tildarán de gandulas! El tiempo dedicado a sí misma no debe ser un lujo. Es uno de los fundamentos básicos de la salud. Estamos acostumbradas a hacerlo todo corriendo, a obtener resultados rápidos. Posiblemente hemos olvidado que la lentitud cura muchas cosas. Es importante detenerse, parar unos minutos la locura de nuestras actividades para reconectarnos con nuestro propio ritmo interno. Guardar en la agenda un

---

17. El «focusing» es un método de investigación interior que permite tomar contacto con lo que se vive por dentro, a fin de dejar emerger nuevas informaciones y crear más aceptación de todo lo que nos pasa.

rato para nosotras permitirá a nuestro sistema parasimpático ponerse en marcha y regular las glándulas.

LA IMPORTANCIA DE «NUTRIRSE»

Para responder de manera precisa a las exigencias del mundo, imponemos a nuestro cuerpo muchas cosas. Más que nunca, el cuerpo tiene necesidad de ser mimado y amado. Nuestro cuerpo tiene hambre. ¿Hambre de qué? De dulzura, de naturaleza, de oxígeno, de alimentos sanos e integrales, de creatividad, de movimiento, de agua y de plantas nutritivas. Todas estas cosas nos nutren, es decir, cargan las pilas de la «energía femenina». En medicina china, se dice «nutrir el yin». Las plantas ricas en minerales y vitaminas de todo tipo, que saben a clorofila, son plantas nutritivas. Cuando bebemos ese tipo de plantas en infusión, una larga infusión, se opera una transformación en nosotras, como un estímulo para cuidar de nosotras mismas, escoger cosas sanas, respetar los límites, irse a dormir antes… A la luz de estas informaciones, «nutrirse» es el principio básico de la salud femenina. En nuestros círculos de mujeres, en tanto que terapeutas, buscamos nutrir el cuerpo en primer lugar, mantenerlo en buen estado, confiar en la inteligencia natural en la búsqueda de la homeostasis. De este modo, según nosotras, el cuerpo puede curarse en profundidad y expresar todo su potencial.

MEDITACIÓN O RELAJACIÓN: ENCONTRAR
LO QUE MÁS CONVENGA

En la misma óptica, cada vez más especialistas de la salud hablan de la importancia de una rutina cotidiana de relajación o de meditación, para conseguir una vida equilibrada. Cuando meditamos, entramos en ondas cerebrales alfa, o theta si es en estado de relajación profunda, que inducen estados de serenidad. Más y más estudios demuestran la eficacia de la meditación en la regulación del estado de ánimo y en el equilibrio hormonal, la ansiedad y el estrés. Hay varios métodos, filosofías y técnicas de relajación y de meditación.

Puede ser aconsejable probar diferentes métodos hasta encontrar el que más nos convenga; lo importante, en cualquier caso, es tener una rutina cotidiana o semanal que no nos llevaría más de cinco minutos al día.

UNIRSE A LOS CICLOS DE LA NATURALEZA

Se ha llamado a las menstruaciones «reglas» porque están regladas por ciclos naturales, según las fases de la Luna. Durante mucho tiempo, las reglas marcaron el ritmo de las lunaciones, de los meses que iban pasando. Si la industrialización y la vida urbana nos han alejado del gran ciclo de la Vida, nuestro cuerpo recuerda ese ciclo y tiene hambre de naturaleza. La tierra continúa con sus ciclos, con sus estaciones. Caminar con los pies descalzos por la tierra, en el bosque, dormir al raso, observar la naturaleza al ritmo de las estaciones, oler los perfumes del musgo, escuchar el canto de los pájaros, cuidar un jardín, recolectar plantas, todo eso nos lleva a reencontrar nuestra naturaleza femenina en relación con la tierra.

6. Alimentos que nutren el ciclo femenino

Podemos privilegiar ciertos alimentos en nuestra dieta femenina para tener una buena rutina saludable, cotidiana. Vamos a ver algunos y por qué resultan útiles.

Las verduras verdes

Contienen importantes cantidades de hierro, de calcio, de potasio, de magnesio, de bioflavonoides, de folatos, de vitaminas, de ácidos grasos esenciales (AGE), de proteínas, de fibra y de fitonutrientes. Por otra parte, son muy alcalinizantes. Conducen al cuerpo a recuperar el equilibrio ácido-básico, a regular la glucemia, a tonificar el sistema hormonal y optimizar nuestro sistema cardiovascular. Estamos hablando de la col, del brócoli, de las espinacas, las acelgas, las verduras chinas…

Las verduras amargas

Como dice el refrán «Todo lo que es amargo estimula el hígado». ¡Había una razón clara para tomar ensaladas de diente de león en primavera! El amargor obliga a la salivación y la activación de los jugos gástricos, estimulando así las funciones hepáticas. Fabricando más bilis, el hígado se ve apoyado en sus funciones, favoreciendo así el equilibrio digestivo y hormonal. El diente de león, el apio, la escarola, son verduras que deberíamos integrar en nuestros platos.

El sésamo

Dado que los lácteos están ya en el banquillo de los acusados por las intolerancias que generan y sus tremendos efectos inflamatorios, muchas mujeres se sienten inquietas porque no saben bien de dónde van a sacar el calcio. Qué buena noticia saber que el sésamo contiene una gran cantidad de calcio fácilmente asimilable. 100 g de sésamo contienen el 98 por 100 de la cantidad de calcio diaria recomendada. Por comparación, tres cucharadas soperas de sésamo contienen más calcio que un vaso de leche de vaca. Además, contiene magnesio, fósforo, zinc, hierro, manganeso, cobre, vitaminas del grupo B (importantes para la salud de las mujeres), lignanos, fitoesteroles y muchas más cosas… El sésamo se puede consumir directamente en forma de semillas, en forma de crema (tahin), en postres y pasteles o en forma de leche.

Los ácidos grasos esenciales (AGE)

Los AGE, también conocidos como omega 3 y 6 (los 9 no se encuentran científicamente dentro de esta categoría porque nuestro cuerpo puede fabricarlos y no necesita de una fuente externa para suministrarlo) son esenciales para muchas funciones vitales del órganismo. Son particularmente importantes para la salud del sistema nervioso, cardiovascular y hormonal; la integridad de las células; los procesos antinflamatorios, y la gestión de los azúcares. Desde el punto de vista femenino, la carencia en ácidos grasos esenciales puede provocar síndromes premenstruales difíciles, calambres durante las reglas, irregularidades en el ciclo, ansiedad, depresión y fatiga. Se sugiere alternar, en la alimentación, aceites vegetales (lino, cáñamo, borraja, etc.) con aceites marinos (algas, caballa, atún, salmón, sardinas…).

Las fibras

Presentes en las verduras, las frutas, los cereales completos, nueces y frutos secos en general, semillas, reducen los niveles de estrógenos en la sangre de diferentes formas: impidiendo la captación de estrógenos por el intestino para que no pasen a la sangre y lleguen al hígado y a otros órganos (cosa que ocurre, desgraciadamente, cuando la mucosa intestinal está dañada). Fibras como el lino suelen convertirse en fitoproteínas protectoras por las bacterias del intestino. Las fibras disminuyen las grasas y contribuyen, de este modo, a no crear lugares favorables a la conversión de estrógenos. Y además… ayudan a la eliminación, lo que es lo mismo que decir que limpian de toxinas de todo tipo.

Las crucíferas

Esta familia de plantas (col, col de Bruselas, brócoli, coliflor, lombarda, etc.), contienen indol-3-carbinol, que tiene la maravillosa propiedad de convertir los «malos estrógenos» en estrógenos buenos y desactivar los estrógenos que provocan el cáncer de mama. La indol se destruye con el calor de la cocción, por eso se recomienda tomar estas verduras crudas o muy poco cocidas (que sigan duras). Para la salud de las mujeres, se recomienda tomarlas de 3 a 4 veces por semana y, si fuera necesario, tomar suplementos.

Las algas

Las algas, también llamadas verdura del mar, contienen del 10 al 20 por 100 más de vitaminas y minerales que las verduras de tierra. Sus nutrientes son más asimilables que la verdura usual. Son antioxidantes y contienen muchas proteínas, lo que las convierte en un complemento ideal en una dieta vegetariana. El yodo que contienen regula la tiroides en caso de hipotiroidismo, fenómeno vivido por numerosas mujeres. En la medicina tradicional china, las algas estabilizan el hígado, los riñones y el bazo, que suelen ser causa común de desarreglos hormonales y de infertilidad.

Los vegetales fitoestrógenos

Considerados de 100 a 500 veces menos fuertes que los estrógenos del cuerpo, mantienen el equilibrio hormonal con una acción antiestrogénica, cuando los niveles son muy elevados, y una acción estrogénica cuando los niveles son bajos. Presentan tres categorías: los lignanos (lino, semillas de calabaza, bayas, cereales integrales), las isoflavonas (soja y fabáceas) y los cumestanos (habas de Lima, garbanzos, fenogreco, brotes de mung). Las últimas investigaciones demuestran que las plantas fitoestrogénicas no contienen estrógenos, pero modulan su captación. Para comprender cómo actúan estas plantas, *véase* página 106.

El consumo regular de fitoestrógenos (soja fermentada como el miso, el tempe o el tamari) es más que beneficioso para cualquier desarreglo estrogénico.

Los complementos alimenticios

LOS AGE CONCENTRADOS

Antes hemos visto la importancia de los AGE en la alimentación. Si tienes dificultades para concebir, si tienes síndromes premenstruales complicados (SPM), problemas nerviosos o reglas dolorosas, puede ser adecuado tomar un suplemento de AGE de fuente fiable, a razón de una perla dos veces al día.

EL MAGNESIO

La agricultura intensiva moderna ha privado nuestros suelos de magnesio, de manera que la fruta y la verdura que producen tienen mucho menos contenido de magnesio que antes. Por eso, la mayoría de la gente tiene carencias de magnesio. Dificultades para adormecerse, sueño ligero, calambres musculares y menstruales, SPM, sensibilidad al estrés, ansiedad, hiperemotividad, pueden estar causados por la falta de magnesio. Un suplemento de magnesio estará aconsejado en estos casos y se asimilará mejor si es en forma líquida.

LAS VITAMINAS DEL COMPLEJO B

Aunque faltan datos científicos al respecto, las vitaminas del grupo B, particularmente la B_2, B_6, B_9 y B_{12}, pueden actuar como estabilizadoras del estado de ánimo y aumentar el nivel de energía. Se ha demostrado que las mujeres solemos tener carencia de vitamina B_6, y las vegetarianas, de B_{12}. La falta de B_6 lleva a desarreglos hormonales, irritabilidad y depresión, mientras que la falta de B_{12} produce fatiga, sofocos y problemas digestivos.

LOS PROBIÓTICOS

Los intestinos son los primeros en sufrir las consecuencias de la cultura industrial: estrés, irritantes contenidos en los aditivos, los medicamentos, el gluten, sustancias tóxicas o inflamatorias de todo tipo. Los impactos son múltiples, y uno de ellos repercute en la salud de nuestra flora. Para un sistema inmunitario y digestivo sano, la flora intestinal es primordial. Si tienes tendencia a las vaginitis, a la cistitis y a problemas intestinales, o si te pasa alguna de estas cosas tras la ingesta de medicamentos o de hormonas, será apropiado hacer una cura de probióticos. Cuanto más grande sea la diversidad de las bacterias del suplemento, mejor será el efecto. Asegúrate de que las cápsulas sean completamente enterosolubles para una mayor eficacia. Toma una o dos cápsulas al día.

7. Plantas indiscutibles para la salud femenina

Las cinco plantas presentadas aquí forman parte de la farmacopea básica para todas las mujeres. Suaves, nutritivas, pero no por ello menos eficaces. Deben integrarse en nuestra vida cotidiana a lo largo del ciclo o según nuestro estado de ánimo.

Frambueso *(Rubus idaeus)*

¡Qué ricas están las frambuesas en verano! Pero esta planta también tiene maravillosas propiedades medicinales. Utilizadas por los pueblos autóctonos desde siempre, las hojas del frambueso son ricas en flavonoides, en taninos y en minerales. Es una planta nutritiva extraordinaria.

Astringente, tonifica el útero y sus ligamentos, facilitando así las menstruaciones y el parto. **Antiespasmódico del músculo uterino,** calma los calambres menstruales. También disminuye las náuseas del embarazo.

¿Para qué se usa?
Parte utilizada: hojas, recolectadas antes de la floración.
En infusión: una cucharadita de hojas secas por taza de agua para un uso frecuente. Dejar en infusión 10 minutos.
También puede beberse concentrada (una cucharada sopera o más) para calmar los calambres menstruales. Para ese uso, durante la regla, procuraremos tomar de 2 a 3 litros, como «tisana de lunas»…

En decocción: la planta fresca tiene la ventaja de poderse calentar ligeramente en agua a punto de hervir durante 5 o 10 minutos. Utiliza un puñado por cada 500 ml.

En tintura (o alcoholaturo): según el uso deseado, toma de 20 a 200 gotas (0,5 a 5 ml), 2 o 3 veces al día.

Si el dolor durante la regla es agudo e intenso, toma de 40 a 60 gotas cada media hora, hasta la disminución o el cese del dolor. Si tras 3 horas los dolores no se van, para y vuelve a una ingesta normal.

Ortiga *(Urtica dioica)*

Tónico general para el organismo, nutritiva, es una de las plantas más importantes en la farmacopea femenina. Es adaptógena, es decir, que nos ayuda a adaptarnos a los cambios, ya sean de orden hormonal, emocional, ambiental, etc. Nos devuelve al centro de gravedad.

Ayuda a asimilar el hierro y el magnesio que perdemos en las reglas, a empezar el nuevo ciclo con más energía, a disminuir el síndrome premenstrual y a prevenir el dolor de las reglas. En resumen, ¡es útil en todo momento! Debes saber que la ortiga pierde su poder urticante (que, dicho sea de pasada, resulta desagradable pero purifica enormemente la sangre) cuando se seca la planta o cuando se pone a cocer.

Parte utilizada: hojas recolectadas antes de la floración.

En la comida: los brotes son particularmente sabrosos en sopa, al vapor, al horno, gratinados, en zumo, en *smoothie…* y tienen todas las propiedades de un superalimento.

En infusión: 1 cucharada sopera de hojas secas por taza de agua para un uso frecuente. Dejar en infusión de 5 a 10 minutos.

En decocción: la planta fresca tiene la ventaja de poder ser ligeramente calentada en agua a punto de hervir, de 5 a 10 minutos. Usa un puñado cada 500 ml.

En tintura (o alcoholaturo): aunque se puede tomar en tintura, la ortiga actúa mejor en solución acuosa o en vinagre, por sus propiedades nutritivas. Toma de 40 a 200 gotas (1 a 5 ml), 2 o 3 veces al día.

Trébol rojo *(Trifolium pratense)*

Esta planta es, según nuestra experiencia, un gran apoyo para la mujer. **Nutritiva, es rica en calcio.** Sus bonitas flores alcalinizan el cuerpo. También son alterativas: ayudan a la sangre a deshacerse de las toxinas y ayudan cuando se presentan problemas diversos de piel. Rica en isoflavonas, tiene un efecto estrogénico que ayuda mucho durante la menopausia y los desarreglos hormonales. En los escritos antiguos de herboristería, se la prescribía para la «histeria», lo que en esos tiempos quería decir «exceso de emotividad». Es cierto que, aunque científicamente no se puede demostrar que actúe sobre los nervios, sí que tiene la facultad de devolver el equilibrio.

Parte utilizada: puntas floridas.

En infusión: unas 3 flores por taza, en infusión durante 5 minutos.

En tintura (o alcoholaturo): de 40 a 80 gotas (1 o 2 ml) 2 o 3 veces al día.

Diente de león *(Taraxacum officinale)*

El denostado diente de león es una **maravillosa planta hepática.** Ayuda al hígado a desembarazarse eficazmente del exceso de hormonas, particularmente los xenoestrógenos, haciendo disminuir así los cambios de humor y los problemas digestivos asociados al SPM. **Tónico para el sistema urinario y remineralizante,** ayuda a todo el sistema y constituye un diurético seguro. Gracias a la inulina contenida en sus raíces, regula la glucemia y las tasas de colesterol, que apoyan el sistema hormonal. También puede emplearse durante el embarazo y ayudar en problemas de estreñimiento y náuseas. ¡Un auténtico aliado!

> **Parte utilizada:** hojas, en primavera y en verano, flores durante la floración, raíces en primavera y otoño.
>
> **En la comida:** por algo será que esta planta se ha consumido en ensalada durante siglos. Deliciosas en primavera, estimulan el hígado para frenar el estancamiento durante en invierno. Sus flores también se comen, en ensalada o salteadas. Las raíces pueden tostarse y molerse para emplearlas como sucedáneo del café.
>
> **En decocción:** secas o frescas, sus raíces se hierven entre 10 y 30 minutos para extraer todas sus propiedades.
>
> **En tintura (o alcoholaturo):** se usa esporádicamente una semana antes de que baje la regla, tomando de 20 a 80 gotas (0,5 a 2 ml) 2 veces al día. También se pueden hacer curas por períodos de 3 meses como máximo, para dejar al hígado hacer su trabajo normalmente, de manera natural (salvo por indicación médica o de la herboristería): de 20 a 40 gotas 2 a 3 veces al día.

Agripalma *(Leonorus cardiaca)*

La agripalma es una planta que allana el camino entre el corazón y el útero. Fortificante del sistema nervioso, se la utiliza para **calmar la ansiedad,** las contracciones del corazón y del plexo, así como las crisis de pánico. Amarga, **estimula el hígado** ayudándolo a metabolizar las hormonas más eficazmente. **Tónico y ligero estimulante uterino,** prepara la matriz para la regla o el parto y disminuye los calambres menstruales.

¡Atención! Esta planta está contraindicada al principio del embarazo, particularmente en el primer trimestre porque provoca contracciones del útero.

Partes utilizadas: brotes floridos.

En tisana: es muy amarga, así que la tisana no es la forma más agradable de tomarla, salvo que queramos hacer una buena cura para el hígado. Una cucharadita por taza en una infusión de 5 minutos será lo adecuado.

En tintura (o alcoholaturo): de 40 a 200 gotas (1 a 1,5 ml) 2 o 3 veces al día (evitar durante el embarazo, excepto al final, para favorecer el parto).

Se puede mezclar la tintura con un aceite esencial de lavanda y frotarse la caja torácica o el plexo con ella, como tratamiento de urgencia y para calmar las crisis de angustia.

Capítulo 2

Vivir bien mi fertilidad

1. Atrévete a mirarte, simplemente

Nuestro sexo femenino se siente mejor de lo que se ve. Una gran parte de nuestro aparato genital es interno: la vagina y el útero.

Evoluciona y se modifica a lo largo de nuestra vida de mujer. De la infancia a la pubertad, durante los embarazos, durante los partos, en las diversas etapas hasta la menopausia…

Aprender a sentir mejor las partes internas de nuestro sexo nos permite reajustar nuestro esquema corporal tras los períodos que nos han hecho cambiar. Esto desarrolla una calidad de la escucha íntima cuyos beneficios son numerosos. La expansión de nuestra sexualidad y la sensación de estar en armonía con los ciclos de la fertilidad están muy unidas a la manera en que percibimos nuestro interior.

Toda mujer puede desarrollar la percepción interna de su sexo. Para poder hacerlo, una de las primeras cosas es representarlo bien, tener puntos de referencia concretos del propio cuerpo.

Observar la anatomía de la pelvis

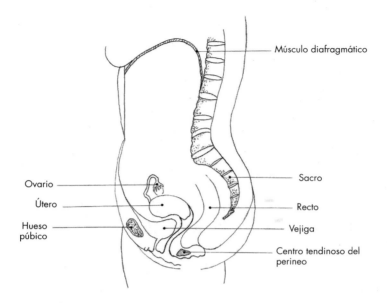

La ilustración de aquí arriba representa una pelvis femenina en sección, vista de perfil. Permite ver **la forma de la vagina y del útero** situados en la pelvis.

Veamos la posición del pubis y del sacro, uno en relación con otro. El pubis está muy bajo en relación con el sacro, que sube claramente: imaginemos una taza; podríamos decir que nuestra pelvis es como una taza que se vuelca hacia adelante.

En este espacio corporal se contienen órganos y vísceras de la pelvis. Por detrás, siguiendo la forma del sacro, está el recto. Por delante, justo detrás del hueso púbico, se encuentra la vejiga. La vagina y el útero están en el centro.

Observemos el dibujo que forma la vagina, entre la vejiga y el recto. Luego veamos cómo se posiciona el útero.

El útero está **casi horizontal,** acostado sobre la vejiga. *No está en vertical sobre la vagina, como se lo representa a menudo.* **Además, forma un ángulo recto con la vagina:** este punto es muy importante para poder desarrollar una percepción concreta y real de nuestra matriz. Eso facilita reconocer el cuello cuando se explora, pudiéndolo tocar al fondo de la vagina *(véase* «El tacto de cérvix», página 87).

Desarrollemos nuestra percepción interna

Tomemos puntos de referencia de nuestro cuerpo. En posición vertical (sentada, de rodillas o de pie), colocaremos una mano sobre el hueso púbico, en el bajo vientre, y la otra mano sobre el sacro, ese hueso de forma triangular el final de la columna vertebral que se acaba con el coxis, justo por encima del ano. Pongamos la yema del dedo corazón en el coxis y la palma de la otra mano en el pubis.

Tomémonos un tiempo ahora para sentir nuestras dos manos y el espacio corporal que hay entre ambas. Respiremos tranquilamente. Sin esfuerzo. Así notaremos su volumen. Respiremos y notemos el sacro por detrás. Respiremos y notemos el pubis por delante. Luego imaginaremos la disposición de los órganos, en el interior de ese espacio. Nos ayudaremos de las manos, por delante y por detrás, y de la sensación de los esfínteres, al fondo de la pelvis. Apretemos las manos y luego relajémoslas, varias veces. Luego intentemos percibir cómo suben los esfínteres hacia sus órganos correspondientes.

PERCEPCIÓN DEL ÚTERO

Vamos a poner una de las manos en el bajo vientre, de manera que el dedo meñique quede en la parte baja del pubis (se trata de hacer el mismo gesto que hacen espontáneamente todas las embarazadas para sostenerse la tripa).

Pongamos atención al útero, como hemos hecho antes, precisando bien su posición horizontal, por encima de la vejiga. La vejiga está justo detrás del pubis, en el bajo vientre, de manera que el útero queda por encima, a la altura de la mano que hemos colocado ahí. Los osteópatas acceden al útero justo por esa zona del bajo vientre. El útero está horizontal sobre el eje antero-posterior, entre el pubis y el sacro.

Siente su peso sobre la vejiga, que lo sostiene. Quizás, lo primero que sientas sea el volumen de la pelvis. Quizás sientas que el útero da un poco de peso a tu vientre y, gracias a ello, tus piernas se hunden más en la tierra. Permanece sintiendo todo esto, que es muy agradable, abriéndote a todas las sensaciones. Siempre que tengas un momento libre en el día, retoma este contacto con tu matriz (es tan discreto que puedes hacerlo donde quieras, para relajarte).

LAS TROMPAS Y LOS OVARIOS

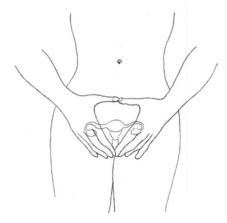

Ahora coloca ambas manos en el bajo vientre: los dedos meñiques en las ingles y los pulgares encontrándose por encima del pubis. Bajo las manos, a cada lado del útero, se encuentran los ovarios. ¿Notas su presencia (más o menos, según el momento del ciclo)? Percibirás como dos puntos de calor, o ciertos picotazos suaves... Los ovarios están unidos al útero por las trompas (y por ligamentos).

Durante los días próximos a la ovulación, relájate practicando esta postura de manos y diviértete percibiendo la actividad de tus ovarios: energía, calor, densidad, circulación…

En su parte externa, las sensaciones que podamos tener de nuestro sexo pueden ser variables en el curso de un día o de un día para otro. A veces está húmedo, a veces seco, en algunos momentos, extremadamente mojado, sin que ello implique lubricación por excitación sexual.

> Dichas diferencias en cuando a la sensación «seco-húmedo-mojado» forman parte del lenguaje que el cuerpo utiliza para hablarnos de nuestra fertilidad.

Cuanto más pongamos la atención en nuestros órganos sexuales completos, más capaces seremos de percibir toda la vida que a través de ellos se expresa. En nuestros momentos de relajación, podemos integrarlos fácilmente a nuestra serenidad *(véanse* páginas 191-192), tomando consciencia de cada zona del cuerpo, hasta la más pequeña, la más insignificante, porque todas son ricas en nuestro universo interior.

En función de cada sensibilidad y cada historia personal, será creativo imaginar nuevas formas de ver los propios genitales. Como si de instantes de reencuentro se tratara, momentos de renovación, de toparse con lo desconocido *(véase* «Belleza vulvar», página 76).

Y luego están los pechos, que aunque estén geográficamente alejados de la zona sexual pélvica, forman parte de nuestros órganos reproductores completos.[18] *(Véanse también* páginas 21-22).

---

18. *La caresse de Venus,* Gérard Leleu, ed. Leduc; *La médecine des femmes,* Mona Hebert, ed. Le souffle d'Or.

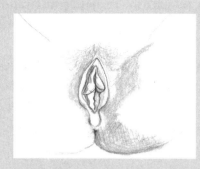

«Belleza vulvar»

Quisiera poder acoger el rostro de mi sexo en un estado de gran serenidad. Respiro tranquilamente con mi vientre. Mis ojos viajan por las formas de mi cuerpo y vuelven a posarse en esa carita húmeda que aparece bajo una alfombra de suave vello, apareciendo y desapareciendo... Respiro... De vez en cuando, uno de mis dedos se desliza suavemente por el suave canal que se forma entre los labios mayores y las ingles. El camino conduce a la vulva, sigo su contorno y asciendo por el canal que se forma al otro lado. Inicio ese camino una y otra vez. ¡Parece que esté hecho para ser recorrido! La sensación es confortante, agradable, extremadamente dulce. Siento mi cuerpo rendirse, relajarse más profundamente.

En ese lugar, justo bajo la vulva, dibujo un bucle, la piel es de una delicadeza y una finura increíble.

Ahora miro la silueta de los labios menores. Sí, me parece estar viendo una pequeña silueta, rodeada por un vestido de pliegues. Me recuerda a las ninfas. Ése es otro de los nombres que se le dan a los labios menores. Ninfas, las que escoltan a la diosa Artemisa a los baños, que esconden su divina desnudez con velos flotantes. Bajo una capucha adivino, percibo el clítoris. Parece que esa palabra viene del griego y significa «llave» o «punto exquisito»...

Sigo la grieta sinuosa dibujada por los dos rebordes del manto que se unen ante la silueta y descienden hasta los pies. Muevo un poco los muslos para entreabrirlo y poder desvelar la entrada de la vagina.

Estoy conmovida. No sé cuánto tiempo llevo absorbida por esta contemplación. También estoy sorprendida porque nada tiene que ver con ninguna de las imágenes del sexo femenino que he visto hasta ahora. Aquéllas eran imágenes que no me invitaban a mirarme a mí misma. ¡Tenía mucho miedo de que me diese lástima ese pobre reborde tan mal hecho! Pero lo que veo es lo que la anatomía femenina me ofrece, una vulva boquiabierta, pequeños labios entreabiertos... ¡Me divierto imaginando que nos presentasen a todos una vulva como si fuera una cara con los ojos abiertos de par en par, con orejas despegadas, la boca abierta y la lengua fuera!

Es en este territorio corporal donde se elabora cada mes una ovulación, período durante el cual somos fértiles. La fertilidad es un proceso que se construye en varios días. Período de intensa actividad que se ve, se siente, se mide, porque nuestro cuerpo actúa y se modifica. El método sintotérmico ha analizado, precisamente, el funcionamiento y la interacción de esas tres manifestaciones fisiológicas (moco cervical, cuello del útero, temperatura), para hacer de ellos indicadores precisos que señalen el principio, la evolución y el final del período fértil. Éste es el método que hemos escogido para darlo a conocer en las páginas siguientes.

Un método parecido es el llamado «de ovulación» o método Billings, pero sólo se fundamenta en uno de esos indicadores (el moco cervical).

2. ¿Fértil o estéril?

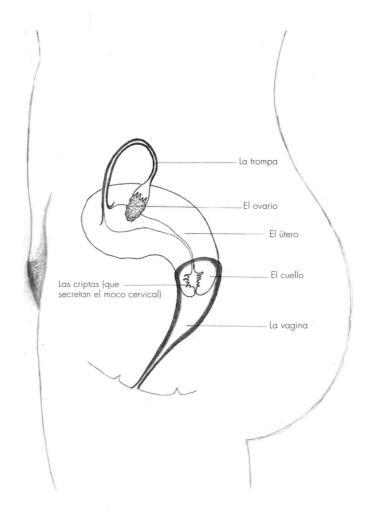

La trompa

El ovario

El útero

El cuello

Las criptas (que secretan el moco cervical)

La vagina

Por lo tanto, es a través de mi sexo externo por donde podré obtener los primeros índices que me hablen de mi estado: ¿soy ahora fértil? ¿Un poco, mucho, intensamente?

Es como en un jardín. Para que las semillas broten hay que darles buena tierra y agua. Y, más o menos, es lo mismo que pasa dentro de nuestro cuerpo. El tiempo de fertilidad corresponde a una estación bien precisa. ¡La estación húmeda! En nuestro cuerpo de mujer, la estación húmeda se hace posible gracias a la combinación de diferentes secreciones elaboradas en nuestro aparato reproductor, principalmente en el cuello del útero. Éstas se derramarán, tapizarán nuestra mucosa interior y será percibida por nosotras en la vulva, por su lado externo.

Una vez detectada, esa sensación cambiante «seco-húmedo» resulta un signo muy ilustrativo. Esa humedad se llama «moco cervical». Es la expresión más aparente, la más evidente, la más clara de todo el ciclo que nos demuestra nuestra fertilidad.

El moco cervical

Moco porque es una secreción espesa tipo «clara de huevo». Y cervical porque se genera y expulsa por el cérvix (el cuello del útero).

Está producido por la actividad de células secretoras en las criptas del cérvix.

Compuesto de moco, agua y sustancias nutritivas y enzimáticas, tiene textura de gel (moléculas de moco) que crea una red tridimensional. Ésta puede verse al microscopio. Parece una malla de tres dimensiones en la que se marcan caminos: cuando los espermatozoides entran en dicha red, son protegidos de la acidez habitual de la vagina y son aspirados siempre hacia arriba. Así pueden franquear fácilmente el cérvix y permanecer horas, incluso días, resguardados en las criptas del cuello del útero, nutridos por la abundancia de moco hasta que pueden relanzarse hacia el fondo de la matriz, llegar a las trompas y esperar… ¡a que aparezca el óvulo preparado para ser fecundado!

La presencia de moco cervical es un **síntoma que precede a la ovulación.**

> **Llega gradualmente:** la sensación de humedad, cuando antes nos sentíamos secas, es el punto de partida. Esa sensación irá evolucionando con los días, con unas sensaciones cada vez

más húmedas y resbaladizas. Además, cada vez será más concreta porque, al lavarnos o al secarnos con papel higiénico, podemos ver y tocar el moco cervical. La observación de su aspecto junto con el conjunto de sensaciones que provoca nos permite evaluar nuestra progresión a través de la estación fértil.

Cuanto más transparente, resbaladizo y pegajoso sea el moco, más fértiles estaremos y más inminente será la ovulación.

El óvulo tiene una vida efímera. En el cuerpo, todo está diseñado para ser operativo durante la ovulación. Una vez expulsado el óvulo, es como si se diera la vuelta a una página más: **el moco deja de ser secretado.**

De un día para otro, nuestras sensaciones cambian por completo: bien desaparece el moco por completo, bien se convierte bruscamente en algo opaco, aglutinado, obstructor, todo lo contrario a lo que era el día anterior. Ese día precedente, con su moco limpio y fértil, se denomina, «cima».

Fuera de la estación fértil, el moco cervical se seca y se vuelve compacto. Forma un tapón en el cérvix que lo obstruye por completo, volviendo al útero un espacio totalmente hermético.

Toda la actividad lubricante elaborada en las criptas del cérvix tiene por objeto facilitar el paso a los espermatozoides al otro lado del cuello del útero, para que esperen a la ovulación o se encuentren con ella. El moco cervical es una especie de poción mágica que nutre, protege y filtra los espermatozoides de mala calidad. ¡Pero la puerta del útero tiene que abrirse!

El cuello del útero o cérvix

Mientras que las criptas fabrican moco cervical, el cuello del útero también entra en actividad.

Sus células han recibido el mensaje: **empieza la estación fértil,** acojamos hospitalariamente a los espermatozoides ¡y abramos las puertas!

Su textura se ablanda, sus paredes se ensanchan y se abren más. Los ligamentos del útero se contraen, para hacer subir el útero ligeramente en el vientre, con lo que el orificio del cérvix recula. Se habla entonces de «desaparición» del cuello en el momento del parto y, más o menos, es comparable con lo que pasa durante la ovulación, sólo que en miniatura. Al tacto, el cérvix no se encuentra porque está abierto.

Como para el moco cervical, el principio de la apertura del cérvix es un signo que precede a la ovulación. Este período en que el cuello del útero es blando y bien abierto, tiene lugar, únicamente, en la estación fértil.

Tras la ovulación, el cérvix se cierra de nuevo, vuelve a descender y se endurece. La puerta está cerrada.

La temperatura

Tercer indicador de la fertilidad que, esta vez, llega **después de la ovulación.**

En efecto, en **la primera mitad del ciclo,** que está bajo la influencia de los estrógenos, corresponde **una temperatura basal baja.**

En **la segunda mitad del ciclo,** que está bajo la influencia de la progesterona, corresponde **una temperatura basal más alta.**

En el momento en que nuestra temperatura es más alta y nuestra curva se instala en la parte alta, sabremos que hemos ovulado. **Es un indicador *a posteriori*.**

Hay que tomarse la temperatura cada mañana al despertar, sin levantarse de la cama, para:

- confirmar los dos índices precedentes,
- delimitar el fin de la estación fértil,
- saber si la ovulación ha tenido realmente lugar (lo que permitirá descubrir eventuales ciclos anovulatorios y comprender ciertos síntomas).

Otras modificaciones notables

Hay una marea de pequeños signos muy personales, que cada una conoce bien, que pueden participar en la observación de una misma.

CAMBIOS EN EL OLOR CORPORAL

Según los momentos del ciclo, nuestro olor corporal natural se modifica como consecuencia de los cambios hormonales. Podemos reconocer en nosotras un olor característico durante la regla, otro para el período inmediatamente anterior, otro para la estación fértil e incluso otro para el momento de la ovulación.

LA SENSACIÓN DE LOS OVARIOS

Cuando se acerca la ovulación, en el momento justo o un poquito después, algunas mujeres sienten claramente el trabajo del correspondiente ovario que expulsará el huevo. ¡Hay que tener en cuenta que duplica e incluso triplica su volumen! Los ovarios trabajan alternativamente, generalmente un mes cada uno.

Podemos entrenarnos para percibir cuál es el ovario que está trabajando. Cuando los indicadores nos muestren que la ovulación es inminente (moco resbaladizo, cérvix abierto) podemos prestar atención a lo que sentimos en la región de los ovarios durante todo el día. Relajándonos, podemos poner las manos en el bajo vientre y percibir el calor que se desprende, más intenso en una parte que en otra, notar un lado más duro que el otro cuando palpamos…

LAS MAMAS

Unidas a toda la vida y la actividad de nuestro sexo, las mamas tienen también una existencia cíclica. No son idénticas cada día. Siguen las diferentes fases del ciclo menstrual y se transforman a lo largo de toda la vida y de sus principales cambios *(véase* «Modificaciones del perfil de fertilidad durante la vida», páginas 97-100).

En el curso del ciclo, algunas mujeres perciben sensaciones distintas en sus pechos que les indican, sin duda alguna, en qué etapa del ciclo se encuentran. Otras sienten claramente el paso por la fase posovulatoria… La percepción evoluciona enormemente practicando regularmente ejercicios de conciencia corporal.

SENTIRSE «DIFERENTE»

Y luego está ese «no sé qué» indefinible pero singular, que nos hace sentirnos «raras». Primero puede suceder cuando se acerca la ovulación. Luego justo cuando se acaba la ovulación. Puede que nos sintamos raras tanto al principio del ciclo como al final…

Es algo interior que parece cambiar. Un ambiente íntimo. Otro tipo de energía. Desarrollaremos estos estados internos a lo largo del capítulo 3.

DOLORES LEVES Y OTRAS MOLESTIAS CONOCIDAS

Esos malestares, siempre iguales, vuelven en cada período, en cada ciclo.

Por ejemplo: yo sé que después de mi regla me pongo pálida, tengo el pelo apagado, las uñas quebradizas y un leve dolor de cabeza persistente y sordo. Estas sensaciones son más o menos intensas dependiendo del ciclo, a veces duran unas cuantas horas, otras todos los días, pero siempre están ahí.

Otro ejemplo: sistemáticamente, unas horas antes de que me baje la regla, tengo una leucorrea que dura hasta que empieza la hemorragia.

TABLA CON LA SÍNTESIS DE LOS PRINCIPALES SIGNOS DE FERTILIDAD O DE INFERTILIDAD

FASE	REGLA	TRAS LA REGLA	OVULA-CIÓN	PRE-MENS-TRUAL	BAJADA DE LA REGLA
DÍA DEL CICLO	Día 1 del ciclo		Depende de la mujer Depende del ciclo		Fin del ciclo Inicio del nuevo ciclo
FERTI-LIDAD	Infertili-dad relativa	Fertilidad creciente	Fertilidad máxima	Infertili-dad absoluta	Infertili-dad
CÉRVIX	Bajo, duro, cerrado	Se ablan-da, se entre-abre, sube	Muy alto, blando, abierto, difícil de encontrar	Muy bajo, muy duro, muy cerrado	Bajo y duro Se va entre-abriendo poco a poco
TEMPE-RATURA	Baja	Baja	Baja y luego alta, de un día para otro	Alta	Caída
MOCO CER-VICAL	Enmasca-rado por la sangre	Evolucio-na día a día	Transpa-rente, líquido y pegajoso	Ausencia total o li-gera secre-ción (tipo pegajo-so/opa-co) que no cam-bia ni evo-luciona	Pérdida del tapón mucoso tras el sangrado

Cuando empiezo a trabajar en mi ciclo y a autoobservarme, todo se vuelve información útil, todo son datos. Exploro mi propio funcionamiento cíclico. Todo lo que pasa en mí me interesa. Particularmente cuando descubro repeticiones. Todo lo que averiguo me sirve para escuchar con más atención. Y poco a poco me voy comprendiendo. Progresivamente, me voy liberando de esas molestias porque he aprendido a darme lo que necesito: una planta medicinal, aliada en todo momento. Para averiguar todos esos índices y relacionarlos con la actividad del ciclo que les da origen, para descubrir el propio perfil de fertilidad y, en resumen, para ver las cosas claras, es necesario poner por escrito todas esas observaciones. Eso es lo que vamos a hacer de inmediato.

3. Combinar los índices y llevar un calendario de cada ciclo

Combinando esos tres indicadores –presencia de moco cervical, apertura del cérvix y temperatura– podremos, cada día, dar respuesta segura a nuestra pregunta: **Soy hoy fértil, un poco, mucho, intensamente... ¿o no?**

En este capítulo encontrarás toda la información básica para empezar con tu propio calendario menstrual. Conforme vayan pasando ciclos, podrás dibujar tu **perfil de fertilidad.**

Actitud interior para el período de aprendizaje: ¡observarse siempre y no presuponer nada!

¿Qué necesitas?

- **Un calendario menstrual,** previsto para anotar la curva de la temperatura (T°), el aspecto del moco cervical, la evolución del cérvix, la fecha y el día del ciclo *(véase* el calendario en blanco de la página 94).

- **Un termómetro** rectal o bucal y **que siempre sea el mismo.** Recordemos que la T° rectal media se sitúa en torno a los 37° y la T° bucal media es de 36,6°.

Explicaciones

- **Fecha:** anota la fecha del primer día de regla, el segundo y los sucesivos hasta llegar al final de la tabla.
- **Día del ciclo:** el primer día que baja la regla es el primer día del ciclo; sigue anotando los sucesivos hasta el día 30.
- **Flujo:** colorea de algún modo las casillas de tu tabla de manera que los días de regla queden registrados y, según la intensidad de color, sepas cómo ha sido intensidad de cada día.
- **Moco cervical:** anota tus observaciones sobre el moco. Para ello puedes:
  a) observarlo y describir su aspecto,
  b) crear una leyenda con tus abreviaturas (siempre las mismas, así te las aprenderás fácilmente).

  Anota las indicaciones en forma abreviada y, si quieres, amplia la información al dorso del calendario.

Aspecto del moco cervical

Su aspecto se transforma de día en día.

Tiende hacia una consistencia que se parece a la clara del huevo crudo (aunque tu moco no llegue a la misma textura exacta, verás que tiende a ella).

El moco cervical se recoge de la vulva misma, no hace falta meterse un dedo en la vagina.

El último día, donde el moco es de tipo hiperfértil, se denomina «día crítico». Es el momento de fertilidad máxima.

Cérvix: anota cómo se va modificando el cuello del útero, se ablanda, se abre y luego se endurece y se cierra. Aquí también crearás tu propia leyenda de abreviaturas o símbolos.

El tacto de cérvix

Durante tu aprendizaje tendrás que tocarte el cérvix regularmente para tener referencias y aprender a conocerlo. Los primeros ciclos, tócalo siempre al final de la regla y hazlo cada día hasta llegar al día crítico. Cuando te hayas familiarizado con las diferentes posiciones de tu cérvix, tendrás una idea clara del momento en que estás. Esta operación es muy útil cuando el moco cervical es escaso o cuando no tenemos el termómetro a mano.

Ponte en una postura confortable. Luego introduce tu dedo corazón en la vagina. El interior de la vagina se parece mucho al interior de la boca. Desliza el dedo suavemente y busca la parte alta de la vagina con la yema del dedo. Notarás una pequeña protuberancia en la punta del dedo. Es el cérvix. Si no notas nada, quizás sea porque has ido demasiado lejos o te has quedado corta. Cuando está abierto, muchas mujeres no lo encuentran porque el cérvix tiende a subir mucho cuando se abre. Busca suavemente. Observa y describe.

Podrás reconocer tres posiciones claramente identificables y aprenderás a descubrir las posiciones intermedias:

Bajo, cerrado, tónico (principio del ciclo): el tacto recuerda a la punta de una nariz.

Alto, abierto, blando (período ovulatorio): el tacto recuerda a una boquita entreabierta.

Muy bajo, muy cerrado, muy duro (fin del ciclo): el tacto recuerda a la punta de una nariz.

Temperatura: tómatela cada mañana al despertarte, sin levantarte de la cama, y anota la Tº en la gráfica. Anota también la hora en que te la tomas. Eso permite interpretar un eventual pico poco habitual en la Tº.

Norma de temperaturas

Hay una pequeña norma relativa a la temperatura, sobre todo en el período de aprendizaje.

Para asegurarnos que estamos en período de infertilidad, hace falta que:

- las tres primeras Tº altas vienen después del «día crítico»,
- la tercera Tº alta debe ser 0,02 °C superior a la más alta de las seis temperaturas «bajas» precedentes.

Luna: hablaremos de ella más adelante, página 102.

Sensación de humedad: es muy sutil. Es la sensación de estar un poco mojada que precede a la aparición del moco cervical.

¿Cómo leer el calendario?

- En el ejemplo anterior, la regla llega el 24 de septiembre. Vemos que la hemorragia ha durado tres días más un día más de pérdidas muy ligeras.
- El 6.º día se percibe sensación de humedad: se anota con la letra «h».
- Al día siguiente: nada.
- El 8.º día se percibe un moco cervical pegajoso, que se anota como «M» de moco y «peg» de pegajoso.
- Al día siguiente: nada.
- El 10.º día aparece de nuevo el moco «M», pero esta vez es elástico «el» y abundante «++».

Fecha	24 sept	25	26	27	28	29	30	1 oct	2	3	4	5	6	7	8	9	10	11	12	13	14		
Día del ciclo	1	2	3	4	5	6	7	8	9	10	11	12	13	14	15	16	17	18	19	20	21	22	23
Flujo	▓	▓	▓	▓																			
Luna												➡											
Perfil moco cervical						h	Ø	M peg	Ø	M el ++	M tr x	M hil x	M op gr	M op gr	Ø								
Cambios en el cérvix							o	o	O	O	O	O	O	o	●								
37,2																							
37,1																							
37																							
36,9																	●						
36,8																●							
36,7													●										

Fecha	24 sept	25	26	27	28	29	30	1 oct	2	3	4	5	6	7	8	9	10	11	12	13	14
36,6														•					•		•
36,5															•					•	
36,4																		•			
36,3																					
36,2																					
36,1					•				•		•										
36						•	•					•									
35,9				•				•		•											
35,8																					
35,7																					
35,6																					
35,5																					
35,4																					
HORA				7h	7h	6h 30	7h	6h	8h	7h	7h 30	7h	7h	6h	7h	7h	7h 30	7h	7h	7h	

Ejemplo de un calendario con los índices combinados

- El día 11.º el moco es claramente transparente: «M», «tr».
- El día 12.º el moco parece hecho de hiladuras: «M», «hil».

Entre los días 11 y 12 hay una flecha y una cruz roja en cada casilla. Eso significa que ambos días corresponden a la fertilidad máxima, son los «días críticos». Se anota al día siguiente, *a posteriori...*

- ... porque el día 13 el moco es opaco y grumoso, anotado como «M», «op», «gr».
- Al día siguiente: ídem.
- El día 15.º no hay sensaciones destacables ni presencia de moco, por eso ponemos.

Los otros indicadores validan la hipótesis del «día crítico»:
- Se ve claramente la diferencia de temperatura a partir del día 13. O sea, que el día crítico, el día clave, se ve claramente.
- La apertura del cérvix es clara desde el día 11 y a partir del 12.º día empieza a cerrarse. El día 15 el cuello del útero ya está cerrado y duro por completo.

¿Cómo interpretarlo?
El inicio del período fértil empezó el día 6, con la primera sensación de humedad anotada como «h».

El día siguiente, ya no se siente humedad ni hay moco, pero **el cérvix indica** que el proceso está en camino.

Se puede decir que la ovulación ha tenido lugar entre los días 11 y 12, gracias a la coherencia de los tres indicadores.

Podemos asegurar que la ovulación ha tenido lugar porque el cuerpo está bajo la influencia de la progesterona.

La entrada en la fase infértil absoluta empieza a partir dela noche del día 15 y durará hasta la siguiente regla: el cérvix está duro y cerrado, el moco ausente.

La doble ovulación

Esta noción puede manifestar dos fenómenos distintos.

En el momento de la ovulación, puede que dos óvulos lleguen a la madurez y sean expulsados fuera del ovario (al mismo tiempo o con una diferencia de pocas horas). Es el caso de los embarazos de gemelares dizigóticos, es decir, de mellizos. El cuerpo actúa como si sólo hubiera habido una ovulación, con una diferencia de temperatura al final del proceso ovulatorio. Para nosotras, eso no implica nada, todo sigue su curso normalmente.

Pero se dicen muchas falsedades que asustan a las mujeres. Por ejemplo, que el cuerpo femenino puede ovular en cualquier momento, que puede ovular más de una vez al mes, por ejemplo tras una emoción muy fuerte... Pero sobre el terreno la observación demuestra con total claridad que la ovulación es un proceso global que no se lleva a cabo en un abrir y cerrar de ojos.

Lo que sí puede suceder es que la etapa fértil no llegue a término: que no haya ovulación.

Consecuencia: el cérvix se abre, sale el moco cervical como siempre, pero la T° no varía.

Y eso pasa porque:

- Bien el cuerpo reposa (más moco) y luego reinicia el proceso normalmente desencadenando una auténtica ovulación, verificable con la T° (ello representa un ciclo más largo de lo habitual);
- bien porque no hay ovulación. No habrá días fértiles. Sin embargo, la regla baja igualmente.

4. Mis períodos de fecundidad en la práctica

Señala dos momentos importantes en tu jornada

- **Por la mañana, al despertarte, para anotar tu T° basal.** Es un gesto simple y sencillo fácil de integrar en tu vida cotidiana.
- **Otro momento de tu elección, para anotar sus sensaciones.**

Ambas cosas requieren que te centres en ti unos minutos, para asimilar tus observaciones. Es necesario escoger el momento más apropiado. Quizás cuando acabes tu jornada laboral, quizás un momento para ti antes de salir a buscar a los niños al cole…, o por la noche, antes de acostarte, cuando todo el mundo duerme y la casa está tranquila…, o a medio día, quizás a la hora de la siesta.

Anota tus observaciones utilizando el calendario que se te presenta en la página 94. Es apasionante ir dibujando el movimiento de la vida que palpita dentro de nuestros cuerpos. Es un momento de calidez que será cada vez más íntimo en la medida en que es el receptáculo que contiene tu calendario vital.

> Da rienda suelta a tu creatividad: invéntate una libreta, un carnet, un clasificador, un estuche… Mete dentro lápices de colores para diferenciar tus notas en el calendario. Haz que esas herramientas se conviertan en una cosa íntima que te beneficia, que te gusta tener entre manos.

Además, **hay un momento importante cada mes:** el momento en que llega la regla y empiezas un nuevo calendario.

En una esquinita de la hoja, **anota bien la fecha de ese día de inicio.** Eso te permitirá clasificar tus ciclos y contemplarlos luego, con el tiempo, para ver cómo son tus ciclos en general.

Fecha					
Día del ciclo					
Flujo					
Luna					
Perfil del moco cervical					
Cambios del cérvix					
37,2					
37,1					
37					
36,9					
36,8					
36,7					
36,6					
36,5					
36,4					
36,3					
36,2					
36,1					
36					
35,9					
35,8					
35,7					
35,6					
35,5					
35,4					
HORA					

Calendario del ciclo menstrual para personalizar

Prepara tu calendario para el ciclo actual. Aconsejamos vivamente apuntar las fechas de tu ciclo también en tu agenda. Escoge un color que te diga algo y, al lado de la fecha oficial correspondiente a cada día, anota el día que corresponde a tu ciclo. Así, cuando abras tu agenda, tendrás rápidamente una referencia visual que te una a tu ciclo femenino.

Por otra parte, si no tienes tu calendario femenino a mano por lo que sea, anota tus observaciones en un papel y ya las copiarás en el calendario cuando puedas.

También es importante el momento que clausura el calendario precedente. Tómate un poco de tiempo para ver todo el ciclo completo, con todo su recorrido. Fíjate si estás satisfecha con la forma de anotar cada detalle. Quizás quieras modificar alguna cosa y proceder de distinta forma en el próximo ciclo… Si quieres, compara todos tus calendarios y fíjate lo que te han ido enseñando sobre tu ritmo menstrual.

Cuando tengas un número importante de calendarios, tendrás la sensación de ver una trama subyacente en cada ciclo: aunque cada ciclo es un nuevo escenario, en circunstancias «normales» verás cómo es tu **perfil de fertilidad.**

Es tu propio funcionamiento hormonal, personal y particular, tu propio lenguaje corporal.

Puede que sea modificado por circunstancias particulares y por los cambios de las principales etapas de la vida.

Cuando el perfil empieza a estar claro, personaliza la tabla del ciclo de fertilidad (ilustración de la página 96).

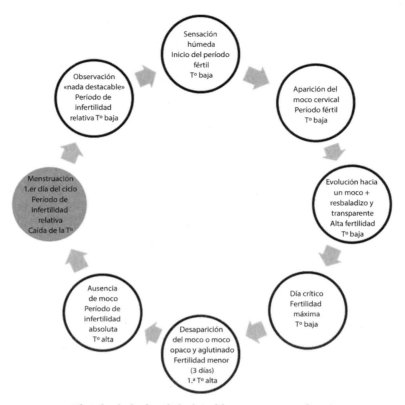

El ciclo de la fertilidad (tabla para personalizar)
Etapas cíclicas del moco cervical y confirmación por la temperatura

¿Cómo personalizar la tabla del ciclo de fertilidad?

Una vez que hayas observado varios ciclos, podrás añadir indicaciones en el **ciclo de fertilidad (figura anterior): anota las observaciones sobre tu cérvix.**

¿En qué círculo podrías anotar la primera sensación de cérvix ablandado? ¿En qué círculo podrás anotar la máxima apertura del cuello? ¿En qué círculo anotarías su clausura? ¿En qué círculos pondrás el día en que el cuello esté muy bajo, duro y firme?

Compara las correspondencias de ese indicador con los demás.

Después de la regla: ¿sientes ya el inicio del moco cervical o una sensación de humedad? Si es que sí, haz una cruz en el círculo «nada destacable»: tu perfil de fertilidad no comporta una zona relativamente infértil al principio del ciclo.

Si no, el círculo «nada destacable» existe realmente para ti. Intenta precisar su duración. Para ello, anota sobre el círculo «primera sensación de humedad» el día más precoz y el más tardío donde hayas tenido la sensación «h» (por ejemplo: 6.º día del ciclo, 7.º día).

En el caso precedentemente expuesto, a partir del 6.º día se debe considerar que el período fértil ha empezado.

En el círculo «aparición del moco»: apunta los adjetivos que describan tus sensaciones y el aspecto del moco, así como los días del ciclo, en general, que le corresponden.

En el círculo «día crítico»: anota los adjetivos que describen tus sensaciones y el aspecto de tu moco ese día. Apunta en qué momento del ciclo te has dado cuenta de que es ese día concreto.

En el círculo «desaparición del moco»: anota los adjetivos que describen tus sensaciones. ¿El moco desaparece totalmente de un día para otro? ¿O aparece un moco pero de distinto tipo?

La primera de tus tres Tº altas: ¿aparece al día siguiente del día crítico? ¿Al otro? Anota tus observaciones.

En el círculo «ausencia de moco»: describe tus sensaciones (la misma sensación y sequedad hasta el día de la regla, o sensación ligeramente pegajosa y constante, etc.).

En el círculo «menstruación»: anota tus observaciones en relación a algunas horas antes de la bajada de la regla.

Modificaciones del perfil de fertilidad durante la vida

Cada mujer puede aprender a conocer la manera en que su cuerpo se organiza en ese ritmo cíclico y el lenguaje corporal que expresa.

Dicha organización interna es muy potente. Parece la potencia de la naturaleza en su ciclo anual. Es la expresión de nuestra vitalidad profunda. Se le llama *Jing* en la medicina tradicional china. Energía vital, esencial, está almacenada en los riñones y las glándulas suprarrenales. De ella depende nuestro funcionamiento metabólico, endocrino y cerebral. Eso también quiere decir que **todo lo que afecta a nuestra reserva de vitalidad** puede tener consecuencias en nuestro equilibrio hormonal en general y menstrual en particular.

Así, los acontecimientos poco habituales que resultan ser fuentes de estrés, los viajes agotadores con fuertes diferencias horarias, los traumas emocionales... pueden tener incidencia en nuestro ciclo y perturbarlo momentáneamente. El período fértil puede ser estimulado precozmente, la ovulación puede tener lugar más tarde de lo normal... Es importante saber que cuando se quiere controlar la fertilidad, porque se está atravesando por tales momentos, hay que ser muy prudente frente a la contracepción.

Las grandes etapas de la vida que traducen la evolución de esta fuerza vital, su aumento de potencia, su madurez y su declive progresivo, son también momentos delicados para nuestro ciclo menstrual. **En cada una de estas etapas tendremos que retomar una actitud de autoobservación de nuestros ciclos, con precisión, para seguir y comprender las modificaciones en curso.**

En la vida fértil de una mujer, en general, se dibujan cuatro grandes etapas:

- De la pubertad a los 19 años (aproximadamente), período de instalación del ciclo menstrual.

  No hay que inquietarse si las reglas de las jovencitas no son muy estables. Algunos ciclos pueden ser anovulatorios. Hay plantas medicinales apropiadas para ayudar a la regulación de los ciclos.

- De los 19 años a los 35 (aproximadamente), período de vitalidad reproductiva.

Es, generalmente, la fase en la que es ciclo es completamente regular.

- De los 35 a los 45 años (aproximadamente), período premenopáusico.

  En esta fase aparecen ciclos anovulatorios de manera ocasional o de forma recurrente, dependiendo de cada mujer.

  Aparecen pequeñas modificaciones, el perfil de fertilidad cambia. El aspecto del moco y nuestras sensaciones pueden volverse diferentes. Este proceso es más o menos marcado según cada mujer. Algunas experimentan molestias premenstruales. ¡Las plantas adecuadas son siempre bienvenidas!

- De los 45 años hasta los 55 (aproximadamente), período menopáusico.

  La pubertad y la menopausia son fases de transformación.

  Nuestro cuerpo va deshaciéndose progresivamente del ciclo menstrual, tras treinta o cuarenta años de funcionamiento rítmico. El trastorno puede ser intenso. Las plantas vuelven a ser grandes aliadas.

La maternidad es un período «aparte».

Se distinguen dos fases: el período posparto, es decir, el tiempo entre el embarazo y el regreso del ciclo menstrual, y después el período de lactancia. Aunque las reglas vuelvan, el tempo es diferente al de los niveles hormonales que teníamos con un perfil de fertilidad habitual. Durante este período, que está sometido a las fluctuaciones de las tomas del bebé, podemos no percibir perfil fértil alguno; todo es cambiante y raro en ese momento.

En todos esos casos «diferentes» que entretejen nuestra vida femenina, tenemos que «asegurar» nuestra contracepción y llevar con precisión nuestros calendarios menstruales.

Para las que gestionan su contracepción exclusivamente con el método sintotérmico, es decir, las que no quieren utilizar métodos barrera ni siquiera cuando tienen dudas sobre su perfil fértil, aconsejamos procurarse el libro del doctor Joseph Rotzer, *L'art de vivre sa fertilité,*[19] que es un verdadero manual práctico con **todas las posibilidades contempladas.**

Sin embargo, para acompañar a las niñas jovencitas, es preferible el libro de la doctora Elisabeth Raith-Paula, *Que se passe-t-il-dans mon corps?,*[20] por ser más apropiado.

5. Enriquecer aún más mi calendario

Con la autoobservación estamos en las primeras butacas para percibir y contemplar nuestras metamorfosis cíclicas.

Observar el movimiento de tu mundo interior

Quizás ya percibas, intuitivamente, que toda tu persona está «trabajada» por ese ritmo. Tu sensibilidad, tu sexualidad, tu manera de pensar y de actuar… Estando a la escucha de tu ciclo, podrás precisar dicha intuición.

Esta etapa pasa de nuevo por una recogida de observaciones. El mundo interno, que se nos presenta mediante percepciones, es inmaterial, efímero, frágil y, en ocasiones, abundante. Tenemos que «capturarlo» en palabras que podamos poner sobre el papel.

Tendrás que ampliar, pues, ese momento que pasas con el calendario para añadir, día tras día, tus observaciones sobre ti misma.

---

19. Editorial Nouvelle Cité, 1999.
20. Editorial Favre, 2012.

> **Tus observaciones conciernen a tus estados de ánimo,** a tu humor, a tus emociones, a tu libido, tu creatividad, tus intuiciones, tus visiones… Puede anotarse de forma muy abreviada y puedes hacerlo al dorso de tu calendario. Pero si tienes ganas de describir con más detalle lo que sientes y percibes, puedes hacerte con una libreta especial para ello. También podrás marcar tu calendario para ilustrar como prefieras tu mundo interior.

Apuntarse los sueños

Los sueños son una fuente de exploración fabulosa para lo que nos anima internamente.

Anotando los sueños tendrás acceso al mundo simbólico. Descubriremos nuestro repertorio de símbolos. Y, a través de ellos, percibir las pasarelas que nos unen al vasto mundo simbólico de la humanidad.

Dos artistas escoceses, Penélope Shuttle y Peter Redgrove, han escrito dos libros extremadamente innovadores e inspiradores a partir de los sueños de mujeres (y parejas) en relación con el ciclo menstrual. Ese trabajo ha permitido atraer la atención sobre las energías psíquicas recurrentes en el curso del ciclo: esas energías relacionadas con el ciclo femenino están representadas en nuestro psiquismo mediante figuras arquetípicas (la bruja, la sirena, la gran Madre, la cazadora, la guerrera, la seductora, la virgen, etc.).

Desarrollaremos este aspecto del ciclo femenino en el tercer capítulo de esta obra «Vivir en armonía con el ciclo».

Tú también puedes abrir esta relación profunda, energética y onírica a tu ciclo, anotando tus sueños.

Existen obras ricas que pueden iniciarte en la escritura de los sueños, particularmente el libro de Christine Riedel, *Rêves à vivre.*[21]

---

21. Editorial De Mortagne, 1995.

Si lees inglés, sumérgete en *The Wise Wound* y *Alchemy for Woman* de Penélope Shuttle y Peter Redgrove (desgraciadamente, ya no se editan).

Apuntarse las fases de la Luna

En tu calendario debe haber un espacio previsto para las fases de la Luna. Inscribe sus cuatro fases con unos dibujitos que representen el cuarto creciente, la luna llena, el cuarto menguante y la luna nueva. Durante todo el año, podrás observar la relación entre el movimiento de la Luna y tu ciclo menstrual, las correspondencias entre las fases lunares y tus reglas y ovulaciones. Pero también puedes anotar las sutiles uniones entre las estaciones lunares y tu vida interior.

Las estaciones lunares o lunaciones son trece (en realidad, doce y media). Hipócrates tenía la convicción de que el ritmo de la vida y la salud de los «humores» de todas las cosas vivas (personas, animales y plantas) reposaban sobre el conjunto de las lunaciones. Cada una de ellas tiene un nombre (encontrarás variantes dependiendo de los países y las tradiciones):

- Primera lunación «de primavera» (empieza con la luna nueva de marzo).
- Segunda lunación «del bosque».
- Tercera lunación «de la opulencia».
- Cuarta lunación «de las praderas».
- Quinta lunación «de oro y plata».
- Sexta lunación «del sol».
- Séptima lunación «de los perfumes».
- Octava lunación «de fuego».
- Novena lunación «de los brazos abiertos».
- Décima lunación «de la alquimia».
- Decimoprimera lunación «del sueño».
- Decimosegunda lunación «del ensueño».
- Decimotercera lunación «del ojo entreabierto».

Obviamente, puedes ir más lejos en tu exploración de los movimientos del universo, por ejemplo, teniendo en cuenta el paso de la Luna por los signos del Zodíaco.[22]

Armonizarse con la Luna

La luz lunar juega un papel complementario a la del Sol. Más roja y más suave, más matizada, actúa en profundidad sobre los procesos vitales. Su luz parece «amasar» delicadamente los envoltorios celulares.

La Luna tiene numerosos lazos de unión con nuestro ciclo menstrual. Su ritmo cíclico, de 28-30 días, actúa como un biorritmo de referencia en nuestro propio ritmo menstrual. Su cualidad luminosa estimula los procesos hormonales y la respuesta de las células responsables de la maduración del ovocito: la ovulación, por tanto, se ve favorecida por la luz lunar. Estas cosas han sido comprobadas y reproducidas en laboratorio por científicos modernos, pero tampoco debemos olvidar algunas etnias actuales y nuestros propios ancestros que, desde hace milenios, tienen un conocimiento empírico, sensible, de estos fenómenos.

LA LUNACEPCIÓN

La Luna puede ayudarnos a armonizar nuestro ciclo. Para empezar, hay que regularlo si hemos pasado un período que nos ha traumatizado y vemos que es nuestro ciclo el que sufre las consecuencias.

También podemos estimular la ovulación para favorecer la concepción.

Una forma de hacerlo consiste en dormirnos en la oscuridad total (negro absoluto) desde que nos baja la regla hasta el día 12 del ciclo y, luego, de nuevo, desde el día 16 hasta el final del ciclo. Durante las noches de en medio del ciclo, utilizaremos una luz muy

---

22. Leer la obra de Frederick Robert: *L'influence de la lune sur les cultures*, ediciones La maison rustique Flammarion, 1978.

suave: ya sea abriendo la persiana para dejar que pase la luz de la Luna o poniendo una lamparilla muy tenue en el dormitorio, alejada de la cama. La ovulación se producirá durante una de las noches alumbradas. A veces basta con una sola vez. En otras ocasiones serán necesarios varios meses.[23]

Actitud interior: anota los hechos objetivos, ¡no presupongas nada!

Estar alerta es **dar la misma importancia a cada fenómeno, sea cual sea**, sin jerarquía. En concreto, las emociones no son más importantes que los fenómenos expresados por el cuerpo.

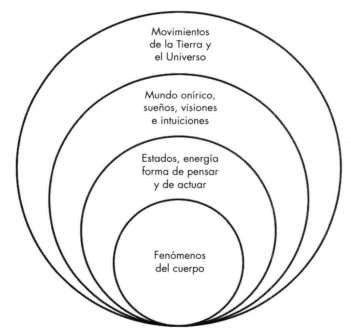

«El calendario menstrual ampliado»: una forma sencilla de unirse a cada una de las dimensiones que nos componen y animan

---

23. *Lunaception*, Lacey Louise, ediciones L'Étincelle, 1976.

Mi ciclo día a día

FECHA OFICIAL

DÍA DEL CICLO

FASE Y NOMBRE DE LA LUNACIÓN EN CURSO
(dibujo de la luna de hoy)

SUEÑOS (grandes líneas, personajes, ambiente, lugares)

SENTIMIENTOS/ENERGÍA/ESTADOS INTERIORES/SEXUALIDAD/CREATIVIDAD

MI SALUD Y LOS FENÓMENOS EN MI CUERPO
(lenguaje corporal)
Anota también las plantas que utilices, su dosis (información preciosa para
descubrir las que mejor te sientan)

6. Plantas amigas de la fecundidad

Las plantas fitohormonales

Las plantas fitohormonales actúan de diferentes formas. Algunas plantas contienen estrógenos naturales o actúan como tales dentro del cuerpo. Se los denomina **fitoestrógenos.** Están repartidos en el mundo vegetal: los encontramos en verduras y plantas medicinales.

También hay plantas que actúan como la **progesterona.** Éstas pueden convertirse en progesterona dentro del cuerpo o bien pueden tener un efecto antiestrogénico y regular, de este modo, la producción de progesterona.

¡Pero no debemos evitar los estrogénicos porque tengamos muchos estrógenos ni dejar de tomar progesterónicos! Algunas plantas fitoestrogénicas pueden, por ejemplo, ayudar al cuerpo a limpiarse de los «malos estrógenos», ocupando su lugar de manera temporal. Hay plantas que actúan directamente sobre la hipófisis o sobre otras glándulas endocrinas. El sistema hormonal es muy complejo y cada glándula puede tener un impacto preciso sobre el ciclo, desde el hipotálamo a los ovarios, pasando por la tiroides y las suprarrenales.

El hecho de utilizar sustancias, sean las que sean, para modificar este equilibrio no es tan sencillo como podríamos pensar. Por eso es necesario empezar por comprender perfectamente las causas de los desequilibrios hormonales, actuar desde la raíz y estar listos para reajustar constantemente las formas de uso y las dosis de las plantas (como se hace con los medicamentos sintéticos), para encontrar los que son más apropiados para nosotros. Es importante consultar a los herboristas y naturópatas cuando se tiene un problema de fondo. Recordemos siempre que cada mujer es diferente.

Ir a la raíz

Cuando se vive un desarreglo hormonal, siempre hay una serie de factores a tener en cuenta. Los primeros factores que deberán reequilibrarse son el sueño, la alimentación, el estrés, la fatiga, las emo-

106

ciones, el peso, el consumo de azúcar, de alcohol, de tabaco y de drogas, el consumo de agua y las perturbaciones endocrinas presentes en nuestro entorno.

Después vienen las disfunciones del hígado y de los intestinos. El primero, en el centro de nuestra salud, metaboliza las hormonas y suele ser causa principal de desarreglos hormonales, si tiene demasiado trabajo o si no funciona a pleno rendimiento.

Los intestinos, que suelen tener muy mala salud en nuestra sociedad, absorben nutrientes y excretan hormonas. Las mucosas de éstos suelen fragilizarse por la incorrecta alimentación y el estrés, dejando pasar hormonas y toxinas que no deberían ser absorbidas, dando más trabajo al hígado y a los riñones..., lo cual contribuye a la cadena del desequilibrio hormonal.

Cuidar del hígado y de los intestinos es vital para quien quiera recuperar el equilibrio de sus ciclos.

Hay muchos otros factores que deben considerarse: la gestión de la glucemia, la vitalidad de los ovarios, el bagaje genético, la salud del sistema nervioso...

Lo maravilloso de las plantas medicinales es que sus constituyentes no están aislados, de manera que una misma planta podrá actuar sobre varias cosas: limpieza del hígado, disminución de las tasas de azúcar, restablecimiento del equilibrio hormonal... Cuando ello sea posible, conviene priorizar las plantas que cuentan con varias propiedades.

Plantas reguladoras del ciclo hormonal

Atención: todas estas plantas están contraindicadas durante el embarazo salvo indicación expresa de un profesional de la salud.

Vítex (*Vitex agnus castus*)

Se trata de una planta que actúa sobre la hipófisis y que se emplea para equilibrar la relación entre estrógenos y progesterona. Calma los síndromes premenstruales (SPM), regula las menstruaciones y las hemorragias, suaviza los síntomas de la menopausia y calma los sofocos.

Tarda un tiempo en actuar, por lo general unos tres meses, y necesita de dosis precisas y adaptadas a cada mujer. En general, se recomienda tomarla por la mañana, en ayunas.

En tintura: entre 0,5 y 5 ml (de 20 a 200 gotas) 2 veces al día.
En cápsulas de bayas secas: de 500 a 1000 mg al día.
En decocción: de 1 a 3 cucharadas soperas (3 a 9 gr) de bayas por cada litro de agua, dejando hervir unos 30 minutos. Se pueden beber 2 o 3 tazas al día.

Es preferible empezar a tomar el vítex en pequeñas dosis e irlas aumentando gradualmente (por ejemplo: 20 gotitas, luego 25, luego 30, después 40, etc.).

Actea racemosa *(Cimifuga racemosa)*

Es una planta antidepresiva. Ostrogénica, es muy apreciada por las mujeres premenopáusicas para disminuir los sofocos y eliminar la depresión de la menopausia. También es un buen apoyo para el SPM y los desarreglos hormonales.

En tintura: entre 20 y 40 gotas (0,5 a 1 ml) de 1 a 2 veces al día.
En decocción: 1 cucharadita de raíces por taza, hirviéndolas 20 minutos. Beber de 2 a 4 tazas al día.
En perlas: 20 a 40 mg 2 veces al día.

Ñame silvestre *(Dioscorea villosa)*

Popularizada por la crema de progesterona bioidéntica, el ñame silvestre es, en realidad, más ostrogénico que progesterónico.

Sólo en el laboratorios es posible transformar sus saponinas esteroideas en progesterona (cosa que se ha venido haciendo desde siempre con la píldora anticonceptiva), pero las investigaciones demuestran que, hasta el momento, el cuerpo es incapaz de hacerlo por sí mismo.

El ñame silvestre se ha utilizado toda la vida como regulador hormonal y tónico del sistema reproductor. Ayuda al hígado a metabolizar y sintetizar las hormonas. Antiespasmódico y antinflamatorio, es un aliado de primera en las menstruaciones.

En tintura: 20 a 60 gotas (entre 0,5 y 1,5 ml) 2 o 3 veces al día.
En cápsulas, en polvo o en decocción: (cocida 30 minutos). De 1 a 5 g al día.

Pie de león *(Alchemilla vulgaris)*

Llamada también «capa de las damas» en inglés, es una magnífica planta capaz de crear una capa alrededor del útero y otros órganos de la pelvis. Progesterónica, regula el ciclo. Ayuda durante las menstruaciones dolorosas o demasiado abundantes. Hepática, permite al hígado metabolizar mejor las hormonas.

En tisana: 1 cucharadita por taza, de 1 a 4 tazas al día.
En tintura: 40 a 60 gotas (1 a 4 ml), 2 a 3 veces al día.

Aquilea, milenrama (*Achillea millefolium*)

Progesterónica, sus bellas flores suelen ser utilizadas en caso de irregularidades en el ciclo y ausencia o retraso de la regla. Como el pie de león, ayuda en las hemorragias abundantes gracias a su acción astringente y ligeramente hemostática. Como es amarga, ayuda al hígado a desintoxicarse del exceso de estrógenos.

En tisana: 1 cucharadita por taza, de 2 a 6 tazas al día.
En tintura: de 40 a 160 gotas (1 a 4 ml) 2 o 3 veces al día.

Trébol rojo (*Trifolium pratense*)

Ostrogénico, se utiliza, entre otras cosas, para equilibrar los efectos de otras plantas más fuertes que formen parte de una mezcla, equilibrando también los estrógenos del cuerpo. Suave pero eficaz, ayuda a expulsar las toxinas, fluidifica la sangre, alcaliniza, nutre, sostiene y protege incluso contra la formación de tumores.

El uso de esta planta en tisana es apropiada para aprovechar las cualidades nutritivas de sus deliciosas flores.

En tisana: una cucharada sopera por taza. Beber de 1 a 4 tazas al día.
En tintura: de 20 a 200 gotas (1 a 5 ml), 2 o 3 veces al día.

Las siguientes plantas también son fitohormonales: dong quai, peonía blanca, shatavari, soja, caléndula, lucerna, salvia, lúpulo, rehmannia, bupleurum, cóleo, regaliz, mijo del sol de flor azul, zarzaparrilla, granada, actea azul, palmito, fenogreco.

El casis en brotes (gemoterapia)

Los brotes de casis, puestos a macerar en una solución de alcohol, agua y miel o glicerina (según el fabricante), desprenden sus principios activos.

Entre los extractos de brotes utilizados en gemoterapia, el casis *(Ribes nigrum)* tiene un lugar privilegiado por su notable polivalencia y su naturaleza «de apoyo». En efecto, en el momento de brotar, el casis desprende potentes y sorprendentes virtudes antiinflamatorias, relanzando la producción natural de cortisol por parte de las glándulas suprarrenales. Apoya, dinamiza y equilibra la delicada resonancia hormonal que orquesta el ciclo menstrual. Aporta lo que la famosa herborista santa Hildegarda von Bingen llamaba «viriditas» o verdor: ese frescor verde primaveral, repleto de vitalidad y fecundidad que, al mismo tiempo, limpia, nutre y rejuvenece.[24]

El casis será muy útil como apoyo durante todo el ciclo, en curas de tres meses, cuando los desequilibrios (dolores premenstruales u ovulatorios, retrasos o irregularidades en las reglas) producen largas convalecencias o fibromialgias.

Las mujeres que viven incomodidades menstruales, que tienen tendencia a la desmineralización del organismo, provocando alergias, inflamaciones otorrinolaringológicas (ORL) (con agravación de la ovulación en el momento de la regla) o dolores articulares, notarán un enorme alivio con una cura que dure de uno a tres ciclos consecutivos. La cura podrá ser renovada en el mismo año, en los momentos de los cambios de estación, por ejemplo. ¡Y encima es delicioso!

---

24. *Précis de phytothérapie, extraits de gémmothérapie et teintures-mères,* Christian Escriva, ediciones Promonature et Amyris.

¿Qué dosis?

- Extracto de brotes: de 30 a 100 gotas en un poco de agua, repartidos en varias tomas durante todo el día.
- Extracto concentrado de brotes: de 5 a 30 gotas al día, en un poco de agua.

Ejemplo de un tratamiento para la recuperación del equilibrio hormonal, en caso de exceso de estrógenos

- Retira lo que haya de nocivo en la comida y el entorno: todo lo que pueda contener xenoestrógenos o perturbadores endocrinos. Cuando hay un desequilibrio de estrógenos, ¡ante todo hay que eliminar «invasores»! (que son los contenedores de plástico, la comida industrial, el agua del grifo sin filtrar, etcétera).
- Sigue las recomendaciones del capítulo 1, páginas 56-57, en particular: hacer ejercicio físico, hidratarse convenientemente, dormir lo suficiente, comer verdura, particularmente las amargas, brasicáceas, fibra y soja biofermentada, con suplementos de ácidos grasos esenciales (AGE).
- Controla tu peso. Los estrógenos también se metabolizan en los tejidos adiposos. Los kilos de más contribuyen al exceso de estrógenos, del mismo modo que la falta de peso contribuye al desequilibrio hormonal global.

Tintura (extracto) de:

Diente de león: 30 gotas, 2 veces al día (0,75 ml)
Aquilea: 50 gotas, 2 veces al día (1,3 ml)
Pie de león: 20 gotas, 2 veces al día (0,5 ml)
Trébol rojo: 20 gotas, 2 veces al día (0,5 ml)
Vítex: 40 gotas, 2 veces al día (1 ml)

Decocción de plantas adaptógenas (para apoyar a las suprarrenales y tonificar el organismo):

75 g de raíces de eleutero (ginseng siberiano) u otra planta adaptógena que te guste, cocida 2 horas en agua o en tintura de eleutero: respectivamente, 150 ml por la mañana (mantener en fresco) u 80 gotas (2 ml), 2 veces al día.

Tisana nutritiva: los números corresponden a las partes de las plantas, unas comparadas con otras. Trébol rojo (1), ortiga (1), pie de león (½), lucerna (⅓), caléndula (⅓), frambueso (⅓).

Dosis: 1 cucharadita por taza, dejar en infusión 10 minutos. Beber de 1 a 2 tazas al día.

Las plantas tónicas para la fertilidad

Shatavari *(Asparagus racemosa)*

Este espárrago de la India se conoce desde hace mucho tiempo como un tónico para la mujer. Es una planta suave y nutritiva, tanto para el cuerpo como para el espíritu. El nombre *shatavari* significa «planta de los cien maridos», haciendo referencia a sus propiedades afrodisíacas y tónicas para la fertilidad. Aporta energía a toda la zona pélvica y provoca cierta agudeza vaginal. Emoliente, suaviza los tejidos de los órganos, incluyendo el útero. Aumenta marcadamente las secreciones del cuerpo, el moco cervical, la ciprina y la leche. En ayurveda se dice que refresca, haciendo de ella una planta ideal para las inflamaciones, los excesos de calor causados por la falta de energía y la agitación anímica, que suelen estar presentes en caso de esterilidad. Adaptógena, ayuda a regular y aumentar la vitalidad del sistema inmunitario, a bajar los niveles de estrés y a acelerar la recuperación. También ayuda a regular el ciclo menstrual, a prevenir los falsos partos y a proteger el hígado de las toxinas.

En decocción: llevar las raíces a ebullición y dejarlas cociendo a fuego lento 2 horas, a razón de 50 o 100 g por litro. Beber de 1 a 2 tazas al día.

En tintura (o alcoholatura): de 40 a 200 gotas (1 a 5 ml), de 1 a 2 veces al día.

En polvo: de 1 a 15 g al día. Puede añadirse a cremas, bizcochos, barritas energéticas, cereales o tomarse en cápsulas.

Peonía blanca *(Paeonia lactiflora)*

Esta magnífica planta, desconocida en occidente hasta hace pocos años, es una de las principales plantas utilizadas en medicina china como tónico femenino desde hace más de mil años. Será la planta de elección en caso de infertilidad causada por un desarreglo hormonal. También se sugiere en caso de menstruaciones dolorosas, en caso de ovarios poliquísticos, de endometriosis y de fibromas. Sus raíces tonifican los ovarios, ayudando en la maduración de los folículos. Es reguladora hormonal y favorece tanto la ovulación como la anidación. Se suele utilizar asociada al regaliz (para calmar los músculos uterinos) y el dong quai (para la fertilidad). En la medicina tradicional china (MTC) se considera un tónico del «yin», refrescante, nutritiva para la sangre. Es un adaptógeno que regula el sistema inmunitario y hormonal, así como la glucemia.

En decocción: llevar las raíces a ebullición y dejar cocer 2 horas a fuego lento, a razón de 50 o 100 g por litro. Beber de 1 a 2 tazas al día.

En tintura (o alcoholatura): 40 a 200 gotas (1 a 5 ml), 1 a 2 veces al día.

En perlas: 300 a 600 mg al día.

Maca andina *(Lepidium meyenii)*

Considerada como un superalimento, la maca es una planta adaptógena que nos viene de Perú. Su raíz se consume como alimento y como planta medicinal desde hace más de dos mil años. La conocieron los españoles durante la conquista y la trajeron a Europa como reguladora hormonal y tónico para la fertilidad. Actúa particularmente sobre las suprarrenales, en el eje hipotálamo-hipófisis y tiroides. Estimula la producción y maduración de los folículos en el ovario. Aumenta la vitalidad general y la libido, muy útil a la hora de concebir. Ostrogénica, favorece la ovulación y la producción de moco. Se encuentra en polvo y en cápsulas, más raramente en tintura o la raíz entera.

En polvo: de 1 a 10 g al día. Puede añadirse a cremas, bizcochos, barritas, cereales, o tomarse en cápsulas.
En perlas: 50 a 100 g al día.
Las siguientes plantas también son tónicas para la fertilidad: vítex, tríbulus, frambueso, aquilea, borraja, regaliz, damiana, palmito, ortiga, avena, helonías…

Qué son las pérdidas blancas y cómo tratarlas

Hay que comprender bien la leucorrea. A lo largo del ciclo, como hemos visto antes, el moco cervical va cambiando. Cerca de la ovulación (incluso una semana antes) es normal, y deseable, tener mucho moco, lo cual indica que somos muy fértiles y que estamos sanas y preparadas para concebir.

A veces, este abundante moco se manifiesta en forma de manchas blancas o amarillas, muy feas, en las braguitas. Dan la sensación de suciedad, pero no hay que inquietarse, es normal.

Pero si las pérdidas de moco se alargan durante todo el ciclo y son malolientes, grumosas o anormales, entonces es una señal de alarma porque nuestra flora vaginal está desequilibrada por el exceso o defecto de bacterias, por candidiasis o una ETS (enfermedad de transmisión sexual). En ese caso, las plantas a tener en cuenta son las antibacterianas, las astringentes, las antinflamatorias y las emolientes por fuera, así como las alcalinizantes y reguladoras por dentro.

Las siguientes plantas son apropiadas para tratar las pérdidas blancas anormales: aquilea, salvia, gayuba (uva de oso), nogal negro, llantén, caléndula, roble y malva.

En infusión: a razón de una cucharada sopera de cada una de estas plantas por cada litro de agua. Dejar en infusión 15 minutos.

En ducha vaginal: puede usarse como ducha diaria o después de cada micción, colocando la infusión en una botella con aplicador. No se enjuaga.

En baño de vapor: Se pueden hacer estos baños con la ventaja de poder llegar al cuello del útero.

En el primer caso, se ponen las plantas en infusión en una olla que colocaremos en el baño o en cualquier otro sitio que nos permita estar en cuclillas sobre la olla unos 15 minutos, con una toalla envuelta en la cintura para taparnos la pelvis y la olla.

En el segundo caso, se echa la infusión en una palangana o barreño (o en el bidet) y se mete la pelvis dentro, renovando la infusión cada día.

Estos métodos pueden combinarse entre ellos. Se puede hacer este tratamiento durante 3 semanas, parando durante las reglas y retomándolo después. En todos los casos, conviene beber muchas plantas nutritivas y alcalinizantes como la ortiga, el frambueso, el trébol rojo, la lucerna, la avena, la cola de caballo, así como fortalecer el sistema inmunitario.

7. Recuperar los verdaderos ciclos tras dejar la píldora o retirarse un DIU

Hace una quincena de años que acompañamos a grupos de mujeres, y regularmente quedamos atónitas con sus narraciones sobre los efectos secundarios de los anticonceptivos hormonales y el DIU sobre su salud y bienestar cotidiano. A veces los testimonios resultan surrealistas, dadas las dramáticas repercusiones y el número de afectadas.

Éstos van desde la pérdida del deseo sexual a la aparición de alergias raras, pasando por depresiones graves, problemas circulatorios, abotargamiento, náuseas, migrañas…

Desde hace algún tiempo, el problema ha sido, por fin, abordado por la sociedad. Libros, artículos, emisiones, han roto el silencio y hablan abiertamente de los efectos secundarios de la píldora en la vida de las mujeres. De las consecuencias a largo plazo, que incluyen la predisposición a sufrir cánceres. Del problema global que suponen las hormonas en nuestra sociedad[25] *(véase también* el capítulo sobre los xenoestrógenos, página 53).

Nos gustaría añadir aquí un elemento del que se habla poco. Se trata de la aceleración del envejecimiento que opera la píldora sobre la mucosa del cuello uterino. Las estadísticas confeccionadas por E. Odeblad (informe sobre el estudio del Departamento de Biofísica médica de la Universidad de Umea, Suecia), demuestran que cada año de ingesta de la píldora, el cérvix envejece un año suplementario. Un importante número de mujeres se ven enfrentadas a tan dura realidad en el momento en que dejan la píldora y esperan quedarse embarazadas. Su decepción y frustración son inmensas. Entiendo que si la información se les hubiera dado en el momento de la prescripción anticonceptiva, habrían podido decidir si tomarla o no, en función de sus prioridades.

El DIU de cobre no aporta hormonas, pero su presencia en el interior del útero crea una inflamación permanente de la mucosa.

---

25. *Amère pilule*, doctora Ellen Grant, ediciones François-Xavier de Guibert, 2008. *Femmes si vous saviez*, Pr. Henry Joyeux, ediciones François-Xavier de Guibert, 2009.

Es este principio el que impide la anidación del óvulo fecundado, propiciando la bajada de las reglas. Los sangrados son, entonces, muy importantes, hemorrágicos, y pueden durar largo tiempo. Ello comporta considerables pérdidas para el organismo y, a más o menos largo plazo, el debilitamiento del sistema inmunitario.

Tras largos años en ese estado de inflamación permanente, el útero llega en muy mal estado a la menopausia. Ha envejecido brutalmente y la renovación celular no es capaz de arreglar la mucosa dañada. Es una de las causas más frecuentes de histerectomía «banal»...

Quizás tú misma estés en un momento de tu vida en el que ya no te vaya bien este sistema anticonceptivo, en el que prefieras recuperar tus ciclos naturales y ya no quieras dañarte por dentro ni contaminarte en modo alguno. Te proponemos un programa de salud en tres meses para apoyar tu cuerpo en este cambio, facilitar el trabajo de descontaminación y reencontrar tus ciclos naturales lo más rápidamente posible.

Acompañar a mi cuerpo con un programa de salud en tres meses

PLANTAS ALIADAS PARA REGENERAR EL HÍGADO CUANDO SE DEJA LA PÍLDORA

Para ayudar al hígado en su proceso de desintoxicación, pueden serte de gran ayuda diversas plantas. Las dos más importantes son el diente de león y el cardo mariano.

El cardo mariano *(Silybum marianum)*

Se usa para el hígado desde hace más de dos mil años, gracias a sus efectos hepatoprotectores: las silimarinas que contiene ayudan a las células hepáticas a regenerarse y protegerse de las toxinas y otros componentes químicos. En pequeñas dosis (15 a 30 gotas, 2 o 3 veces al día) puede usarse durante la ingesta de anticonceptivos.

Cuando se deja la píldora, asiste el trabajo de desintoxicación y regeneración hepática. En medicina china, nutre el yin del hígado y su ingesta es apropiada en usos variados, porque se considera neutro.

Partes utilizadas
Semillas, hojas frescas en ensalada (quitando los pinchos).

Uso y posología
En semillas molidas: de 1 a 3 cucharadas soperas al día, que se espolvorean sobre la comida. Esta especie de harina puede mezclarse con la sal, con gomashio (sal + sésamo tostado), o con otros condimentos para integrarlo mejor en la alimentación.

En tintura (o alcoholatura): de 20 a 80 gotas (0,5 a 2 ml), 3 o 4 veces al día.

En perlas: 500 a 1500 mg al día.

Si aparecen síntomas de desintoxicación (diarrea, dolor de cabeza, aturdimiento, erupciones cutáneas) o incomodidad en el hígado, disminuye la dosis hasta dar con la que más te convenga.

El diente de león *(Taraxacum Officinale)*

Como ya hemos visto en el capítulo 1 (página 67), el diente de león es una maravillosa planta hepática que ayuda al organismo a desembarazarse de toxinas y hormonas. Cabe destacar que esta planta tiene afinidad con los estrógenos, ayudando al hígado a eliminar más rápido y con eficacia. Se aconseja para todas aquellas mujeres que quieren limpiar su organismo tras la ingesta de anticonceptivos o una terapia hormonal de síntesis.

Partes utilizadas
Hojas, raíces, hojas frescas en ensalada.

Uso y posología
Puede ser interesante combinar las hojas y las raíces en una tintura o en la alimentación, por sus efectos sobre el sistema urinario y hepático, respectivamente, porque éstos están íntimamente relacionados con los procesos de desintoxicación.

En tintura madre (o alcoholatura): de 20 a 100 gotas (0,5 a 2,5 ml), de 2 a 3 veces al día (desayuno, cena y resopón), para ayudar al hígado en su trabajo de eliminación y limpieza nocturna.

En decocción: tres cucharadas soperas por litro, dejando cocer 30 minutos. Beber de 1 a 4 tazas al día.

En perlas: 200 a 500 mg, 1 a 2 veces al día.

Protocolo de transición tras la píldora (en 3 meses)

Utilizar estas dos plantas combinadas en tintura, por un período de tres meses, aumentando las dosis de 5 gotas al día a 30 gotas diarias, luego 50 gotas dos veces al día (por ejemplo: 1.er día 30 gotas, 2.º día 35 gotas, 3.er día 40 gotas, etc.) para desintoxicar el cuerpo de las hormonas sintéticas de los anticonceptivos.

También se sugiere utilizar, durante 3 meses, un suplemento que contenga indole-3-carbinol extraído de las brasicáceas, o bien comer 2 porciones de verduras brasicáceas cada día.

Finalmente, será útil tomar 2 cápsulas de cúrcuma, 2 o 3 veces al día, con las comidas o incorporándola a las comidas. La clorela, el cilantro, las verduras verdes, también ayudan a la desintoxicación.

Es importante beber mucha agua y tomar, por lo menos, una taza de bayas antioxidante (arándanos, gojis, moras, etc.) al día (o un suplemento) para minimizar los síntomas de la desintoxicación.

Si aparecen síntomas desagradables (diarreas, jaquecas, aturdimiento, náuseas), habrá que disminuir las dosis de las tinturas y dejar la clorela.

PLANTAS ALIADAS PARA EL CÉRVIX TRAS UN DIU

Tras la retirada de un DIU debemos tener en cuenta que el cuello del útero necesita cuidados y atenciones para recuperar su fuerza y vigor. Utilizaremos, pues, plantas vulnerarias (para reparar los tejidos dañados), antinflamatorias (que disminuyan la inflamación aún presente), antiespasmódicas (para calmar el trauma del cérvix) y tónicas uterinas (plantas que apoyen al útero en su camino hacia la vitalidad).

La aquilea *(Achillea millefolium)*

Considerada, en la Edad Media, como una planta de brujas, la aquilea es una magnífica aliada de las mujeres. Además de ser un antiespasmódico uterino, antiséptico, hemostático y vulnerario. Ayudará a la mucosa a cicatrizarse, eliminará toda posibilidad de hemorragias e infecciones y le ayudará a relajarse. Y por si fuera poco, su astringencia devolverá energía al cérvix ¡Tiene todo lo que necesitamos!

Partes utilizadas
Puntas floridas.

Uso y posología
En tisana: de 2 a 4 g al día, dejando en infusión durante 10 minutos.
Tintura (o alcoholatura): de 40 a 60 gotas, 3 veces al día durante 1 a 3 meses.

El frambueso *(Rubus idaeus)*

Tónico uterino, es una planta que puede tomarse siempre que se quiera cuidar el útero. Si aspecto antiespasmódico relaja el cérvix y su astringencia contribuye a la reparación de los tejidos. A través de sus cualidades nutritivas, aporta minerales esenciales para recuperar el equilibrio en la región pélvica.

Partes utilizadas
Hojas, (particularmente las del segundo año, antes de la floración).

Uso y posología
En tisana: de 5 a 10 g, 1 a 3 veces al día, dejando en infusión 10 minutos.
En tintura (o alcoholatura): de 2 a 5 ml, 3 veces al día durante 3 meses.

El pie de león *(Alchemilla vulgaris)*

Cuando el útero sufre un trauma (llevar un DIU, tener un parto largo y difícil, sufrir un aborto...), recomiendo siempre el pie de león. Es una de las plantas aliadas del útero más astringentes y tónicas, además de apoyar notablemente a nivel emocional y energético.

Partes utilizadas

Hojas, puntas floridas.

Uso y posología

En tisana: de 2 a 4 g al día, 1 a 3 veces al día, dejando en infusión 10 minutos.

En tintura (o alcoholatura): de 40 a 60 gotas, 2 veces al día entre 2 y 3 meses.

La lavanda *(Lavanula officinalis o anustifolia)*

Muy empleada en la farmacopea francesa –mucho menos en Quebec–, la lavanda sigue siendo un excelente antiespasmódico, útil cuando se trata de relajar músculos, ligamentos y el cérvix mismo. Sus propiedades calmante y ansiolítica hacen de ella una planta a tener muy en cuenta en los momentos de transición como éste. Además, tiene un fuerte poder antiséptico.

Partes utilizadas

Puntas floridas.

Uso y posología

En tisana (para un apoyo nervioso): 1 g, de 2 a 4 veces al día.
En tintura (o alcoholatura): 1 a 3 ml, 3 veces al día, durante 1 o 2 meses.

Protocolo de transición para tres meses
En tintura (o alcoholatura):
Frambueso: 60 gotas (2 ml), 2 veces al día durante 1 mes. Después, disminuir 10 gotas cada mes.

Lavanda: 25 gotas por la mañana, 40 gotas por la noche; luego disminuir la dosis nocturna en 10 gotas cada mes (ejemplo: 30 gotas por la noche el segundo mes, 20 gotas por la noche el tercer mes, etc.).
Pie de león: 40 gotas 2 veces al día.

En tisana:
Frambueso (1 parte), pie de león (1 parte), aquilea ($\frac{1}{2}$ parte), ortiga ($\frac{1}{2}$ parte), rosa ($\frac{1}{3}$ de parte), caléndula ($\frac{1}{3}$ de parte). 1 cucharada sopera por taza. Dejar en infusión 10 minutos y beber de 2 a 4 tazas al día, asociando un suave masaje en el vientre y un pensamiento amoroso para el útero.

Como complemento, puedes seguir los consejos que te damos en el capítulo «Buenos hábitos para la salud femenina» *(véase* página 53). Así, cuidarás tu alimentación y escogerás los complementos alimentarios mejor adaptados a tu caso para recuperar las reservas que tu cuerpo necesita. Saborea el retorno de las sensaciones de vida que te proporciona el ciclo menstrual ¡incluso si resulta un poco caótico durante uno o dos ciclos! Presta mucha atención a tu cuerpo y dale tiempo para recuperar el equilibrio.

Quizás necesites llevar un diario durante esos tres meses para conservar tus sensaciones en la memoria, describir lo que percibes, tus emociones y tu concienciación, en resumen, guardar el paso de esa experiencia por tu vida de mujer.

8. Los anticonceptivos no agresivos y naturales

Una contracepción no agresiva es una contracepción que no desequilibra nuestro organismo con hormonas sintéticas (píldora, inyecciones, implantes…) y que no hiere (DIU, implantes, esterilización).

En esta categoría encontramos métodos barrera tales como el preservativo masculino y el femenino, el diafragma o los espermicidas. También podemos contar los indicadores de fertilidad, como la Luna, el bioself…

Por contracepción natural entendemos una manera de gestionar la fertilidad que sólo utiliza fuentes naturales propias de la persona (sus conocimientos, su saber hacer, sus observaciones). Es el caso del método sintotérmico y el método del moco cervical (llamado método Billings), presentados en estas páginas. Pero también, aunque mucho menos conocida, está la «danza» anticonceptiva: una serie de movimientos que tienen potentes acciones sobre el ciclo, regulan y permiten el desencadenamiento voluntario de las reglas al final del ciclo.

Podríamos añadir a esta categoría el uso de plantas anticonceptivas propias de la tradición femenina. Desgraciadamente, las dosis y los modos precisos de uso se han perdido en la noche de los tiempos. Por el momento, su uso parece reservado exclusivamente a las mujeres que tienen amplios conocimientos sobre herboristería y salud y que puedes, a partir de ahí, arriesgarse con la experiencia.[26]

Finalmente, de la parte de la sabiduría y la práctica chinas, tenemos la acupuntura, que estimulando juiciosamente ciertos puntos específicos, permite la bajada de las reglas. En la antigua China, la corriente filosófica que se llama taoísmo presentó numerosas técnicas energéticas corporales (el Qi Gong, por ejemplo). Algunas de estas prácticas están centradas en la gestión del propio ciclo. Ac-

---

26. *Le trèfle de vie, recueil de plantes medicinales au fil de la grossesse,* Susun S. Weed, Ediciones Mamélis, 1991, p. 26, sobre la contracepción con plantas; *Eve's Herbs: A History of Contraception and Abortion in the West,* Riddle M. John, Harvard University Press, 1997.

túan, fundamentalmente, sobre la ovulación, captando su energía para distribuirla en otras glándulas. Así llegan a aumentar la vitalidad sexual e impedir una eventual concepción.[27]

¡Nuestro cuerpo tiene realmente los recursos y potencialidades insospechados!

El método sintotérmico

Es el método que hemos descrito en este capítulo. Fue expuesto y descrito por un médico austríaco, Joseph Rotzer, en 1965. En tanto que método natural de anticoncepción, está clasificado como uno de los más eficaces, tanto como métodos medicinales (píldora o DIU). Su índice de Pearl[28] es de 0,04, por lo tanto, es tan eficaz como la píldora y un poco mejor que el DIU.

Obviamente, se tiene que hacer un uso adecuado y serio del método.

Su desventaja en relación a otros métodos es el rigor que exige: un período de aprendizaje y otro período de autoobservación «en las reglas», continuamente.

Pero tiene numerosas ventajas. Permite:

- Descubrir y comprender el lenguaje del cuerpo.
- Averiguar las irregularidades del ciclo.
- Detectar ciclos anovulatorios.
- Señalar el regreso de períodos fértiles tras un parto y durante la lactancia.
- Prever la llegada de la regla.
- Confirmar el embarazo desde su inicio.

---

27. Piontek Maitrayi, *op. cit.;* Cociovitch Hélène, *op. cit.; Immortelles de la Chine ancienne,* Catherine Despeux, editorial Pardès.
28. El índice de Pearl es de 0,04 embarazos no deseados por cada 100 mujeres, al año.

- Detectar los primeros signos de premenopausia.
- Comprender y seguir los propios ciclos, incluso si están perturbados, durante todo el período de desajuste hormonal de la premenopausia hasta la menopausia.
- Transmitir esta sabiduría a hijas y amigas.
- Enriquecer la intimidad de la pareja.
- Sentirse unida a la vida.

Este método necesita de un aprendizaje y de rigor, es verdad, pero aporta una gran riqueza y una enorme libertad.

El método Billings

Debe su nombre a la pareja de médicos australianos John y Evelyn Billings, que comunicaron su método en los años setenta.

Es un método próximo al sintotérmico, basado en la autoobservación y el seguimiento de un calendario, pero, en este caso, sólo se presta atención a un indicador: el moco cervical.

Como en el método sintotérmico, se requiere de un protocolo de observación descrito por el doctor Billings, en vistas a facilitar el aprendizaje y garantizar la seriedad de su aplicación.

Es un buen método en tanto que el moco cervical es fácil de observar. Por el contrario, señala en menor medida las sutilezas del funcionamiento del ciclo porque le faltan indicadores y no resulta absolutamente seguro en los casos en que el moco cervical no es muy abundante y no puede ser percibido y observado.

UNA CONTRACEPCIÓN MEDIDA

En las obras destinadas a transmitir los métodos naturales de gestión de la fertilidad mediante la autoobservación (sintotérmico, Billings) suele recomendarse no utilizar ningún método de barrera, sea el que sea. Es cierto que durante el período de aprendizaje, lo ideal sería pasar una temporadita de abstinencia sexual, pero a veces es complicado cuando se tiene pareja. Entonces hay que encontrar el modo de integrar la autoobservación en la vida de pareja. Cada historia es singular y no hay una forma única que le sirva a todo el mundo.

Nosotras creemos que la disuasión en el uso de métodos barrera complementarios, al principio del aprendizaje, frena a muchas mujeres en lugar de animarlas, lo cual es una pena porque no hay justificación para ello. Muchas mujeres han aprendido estos métodos poco a poco, usando preservativos o diafragmas de seguridad mientras dominan la técnica y se sienten lo bastante seguras como para dejar las barreras y utilizarlas sólo en los días fértiles.

A lo largo de la vida, nuestras posibilidades, nuestra disponibilidad frente a nosotros mismos y nuestras necesidades, evolucionan y cambian. La cosa no es necesariamente lineal, no hay escala de valores ni juicios respecto de los cambios. Es, simplemente, la Vida, con sus caminos a veces sorprendentes, descorazonadores... e instructivos.

Estemos a la escucha de nuestra realidad, con honestidad y buenas intenciones para con nosotras mismas. Y creemos una contracepción a nuestra medida para el momento presente.

Cada cual debe experimentar para encontrar una o varias alternativas que se completen y con las que se sienta coherente.

El diafragma

En los grupos de mujeres que dirigimos, el diafragma es un método anticonceptivo complementario muy apreciado.

En efecto, una vez colocado en su sitio no se nota para nada y no hace de barrera física entre ambos sexos. Se puede colocar horas antes, por ejemplo por la mañana en la ducha, y dejarlo dos o tres días (en ese caso hay que verificar de vez en cuando que no se ha movido y está correctamente colocado).

Si se quiere utilizar justo en el momento de mayor fertilidad, conviene utilizar un método suplementario como un espermicida, justo antes del acto. Existen espermicidas de diferentes tipos, en óvulos, en esponjilla, en crema con pipeta…, prueba hasta encontrar el que más te guste.

Ahora disponemos de un nuevo diafragma en el mercado, esta vez de talla única.

En período premenopáusico es de gran utilidad, sobre todo cuando se tienen menstruaciones inciertas y calendarios difíciles de interpretar. También permite constatar, en el momento de retirarlo, la presencia o no de moco cervical y si es tan escasa que cueste encontrarlo en la vulva.

La danza anticonceptiva

Se trata de una serie de movimientos centrados en la pelvis: ondulaciones pélvicas asociadas a contracciones y relajamientos del músculo del perineo.

Aviva Steiner hizo una buena investigación sobre estos movimientos y su incidencia en el ciclo menstrual. Son movimientos universales que se encuentran en todas las danzas llamadas «del vientre» (*véase* «La memoria de las mujeres», página 209).

Tras haberla experimentado ella misma y en amplios grupos de mujeres, Aviva Steiner quiso promover este tipo de movimientos en la OMS (Organización Mundial de la Salud) en los años sesenta. La OMS los reconoció como «una serie de movimientos que permiten a las mujeres desencadenar sus reglas a voluntad».

Viajó por todo el mundo para transmitir estos gestos pélvicos, pero encontró muchas reticencias porque en la década de 1960 el mundo occidental estaba obsesionado con las maravillas de la píldora anticonceptiva, que sólo había que tragarse y olvidarse por completo del tema…

En tanto que danza anticonceptiva, debe practicarse siempre al final de cada ciclo para que la regla baje, tanto si hay fecundación como si no. Requiere de un aprendizaje, seguido de un período de puesta a punto de seis meses. Después, para servirse de ella como tal, hay que estar segura de poder practicarla en buenas condiciones siempre en el mismo momento: al final del ciclo.

En realidad, tiene otras ventajas: su acción es global y estimula el conjunto del sistema hormonal. Su práctica puede estimular la ovulación y favorecer así la fecundidad (encontramos estos movimientos en todas las danzas del vientre, que son danzas de fertilidad), nutrir el conjunto de las glándulas y estimular la libido, disminuyendo en gran medida o por completo las molestias premenstruales, fluidificando la sangre de las reglas, deteniendo o atenuando los sofocos de la menopausia, así como preservando las mucosas del útero y de la vagina de los riesgos de sequedad durante la menopausia.

Como mujeres, a todas nos interesa esta danza de múltiples utilidades y aspectos. Hay un montón de nombres poéticos y evocadores que se le aplican a este tipo de danza, en función del uso que le queramos dar: danza de las lunas, danza del vientre, danza de la fertilidad, danza primigenia, danza del amor, danza de las mujeres libres, danza de las amazonas…

Aviva Steiner ha enseñado y transmitido estos movimientos a las mujeres que han ido a verla a Israel y a las que han acudido a sus talleres en sus numerosos viajes por el mundo. Éstas, a su vez, la han transmitido a otras mujeres, unas a otras, entre amigas, familia o en talleres de danza y de prácticas corporales. Otras mujeres, profesionales de la salud femenina o profesoras de disciplinas corporales, han integrado y personalizado esta práctica en sus propios métodos personales…[29]

CONOCERSE Y AMARSE

Además del respeto al propio cuerpo, los métodos naturales de gestión de la fertilidad son puertas abiertas que se abren al conoci-

---

29. Véase por ejemplo: Adelheid Ohlig, *Luna Yoga*, ed. Mammélis; o también de Mona Hebert, *La médecine des femmes*, ed. Le souffle d'Or.

miento de sí misma y a la experiencia de los ritmos femeninos. Implican la adquisición de una experiencia que las mujeres pueden enseñarse unas a otras, entre amigas o de madres a hijas. Crean unos lazos íntimos entre la mujer y su cuerpo, así como entre el ciclo femenino y la Vida. Es un aprendizaje que nos parece fundamental para las jovencitas que van construyendo su sexualidad y su identidad de mujer en un verdadero y profundo respeto hacia ellas mismas, así como para toda mujer herida en su intimidad que podrá tejer nuevos hilos de amor hacia ella misma.

9. El aborto en la vida de las mujeres

La fertilidad está omnipresente en la vida de las mujeres. Requiere de una atención continua. Sean cuales sean los medios anticonceptivos utilizados, hay que pensar en ellos, hay que supervisarlos, renovarlos. En ocasiones podemos encontrarnos en una situación que reclame un período de reflexión, quizás intentar un nuevo método que implique algún riesgo (por ejemplo, que la píldora no nos convenga porque nos cause unos efectos secundarios indeseados, que el DIU nos cause dolor y molestias, que el preservativo nos vaya bien puntualmente pero nos gustaría una cosa más discreta que nos separase menos de la pareja…). Así, después de todos los años fértiles vividos (de treinta a cuarenta), hay muchas vivencias que modifican nuestros gustos, nuestro estado interno, nuestros sentimientos que nublan o aclaran nuestra visión de nosotras mismas y de la vida. Nuestra fertilidad está totalmente imbricada en todo nuestro ser, no la podemos dejar de lado, insensible, racional. Al contrario, está en un cruce de dinámicas internas de diferente naturaleza que, según el momento de la vida, pueden oponerse entre sí con toda la fuerza.

Ponerse al día con una misma es un largo camino, una lenta maduración ¡mientras que quedarse embarazada es cuestión de un instante! En el curso de todos esos años de fertilidad, muchas son las mujeres que se ven enfrentadas a la difícil decisión de interrumpir voluntariamente un embarazo, en un momento u otro.

Pero este fenómeno no está particularmente ligado a la vida moderna, donde los nacimientos se programan y «un accidente» debe evitarse a toda costa. El aborto voluntario siempre ha existido, incluso en la ilegalidad, incluso arriesgándose a perder la propia vida. El aborto, en efecto, parece formar parte de las vivencias femeninas relacionadas con el ciclo. Es la vivencia más ocultada, pero no la menor vivida: tras la ley Voil de 1975, el número de abortos siguió siendo el mismo, aproximadamente unos 200.000 al año, a pesar de la generalización y el fácil acceso a todo tipo de anticonceptivos para todo tipo de mujeres, menores y adultas.[30]

En el plano legal, ha habido numerosos avances que han suavizado y facilitado las interrupciones voluntarias del embarazo. Las asociaciones solidarias femeninas sacan el tema a debate cada cierto tiempo, pero en «la vida real», una mujer que se plantea abortar suele sentirse muy sola por la falta de acompañamiento psicológico y humano. El aborto sigue permaneciendo en el reino de las sombras, un poco como el tema de la regla pero peor, lleno de tabúes poderosos.[31]

Por eso, una experiencia tal puede ser, incluso hoy en día, una prueba de soledad para la mujer, una angustia puesta en cuestión por ella misma, un desgarro interior entre su lado maternal orientado al acogimiento de su hijo y su parte instintiva y salvaje de guardiana de su propia supervivencia.

Vamos a ver dos propuestas que pueden ser útiles si alguna vez te ves obligada a pasar por esta experiencia. Te servirán de apoyo y te

---

30. *Histoire de la contraception de l'antiquité à nos jours*, Angus McLaren, ed. Agnès Vienot; *Paroles avortées*, Xavière Gauthier, ed. La Martinière.
31. *Naissance d'une liberté, contraception, avortement: le grand combat des femmes du XXe siècle*, Xavière Gauthier, ed. Robert Laffont.

ayudarán a entrar en una dinámica de «cuidar de ti misma». Se trata de un acontecimiento antiguo que sigue siendo fuente de sufrimiento y podrá ser beneficioso para ti seguir estos consejos o inspirarte.

La ayuda de las plantas

Para apoyarse durante un período difícil, como el que se pasa después de haber abortado, las plantas son de gran ayuda. Las tisanas son apreciadas por el cuerpo tras un trauma semejante. Vamos a dar tres recetas principales de tisanas.

TISANAS Y TINTURAS MADRE CALMANTES

La lavanda, la manzanilla, la avena florida, la escutelaria, la pasiflora y la melisa pueden beberse en tisana, solas o mezcladas a razón de 1 cucharadita por taza (cucharadita de la planta propiamente dicha o de una mezcla de plantas), dejada en infusión durante 5 o 10 minutos.

Otra tisana calmante: poner 1 cucharaditas de melisa, 1 cucharadita de avena florida, $^1/_2$ cucharadita de manzanilla y otra $^1/_2$ de lavanda en 1 litro de agua. Llevar a ebullición y dejar en infusión 10 minutos. Filtrar y beber a lo largo de toda la jornada.

Tintura madre de escutelaria: 40 gotas (1 ml) de 2 a 4 veces al día, para calmar la mente.

Tintura madre de agripalma: 60 gotas (1,5 ml) de 2 a 4 veces al día, para tonificar el útero y calmar la ansiedad.

PLANTAS PARA TONIFICAR EL ÚTERO

Tras un aborto, el útero sufre un trauma importante. Es vital ayudarlo a calmarse y tonificarlo con las plantas adecuadas. El frambueso, la agripalma, el pie de león, el arándano americano *(Viburnum trilobum)* y el ñame silvestre serán grandes aliados.

Tisana para 1 litro: 2 cucharadas soperas de frambueso, 1 cucharada sopera de pie de león, 1 cucharada sopera de corteza de arándano americano en polvo, 1 cucharadita de jengibre fresco rallado. Dejar en infusión 10 minutos, filtrar y beber a lo largo de todo el día.

Tintura de pie de león o de frambueso: 25 gotas 2 veces al día, mañana y noche.

Tintura de ñame silvestre: de 40 a 60 gotas (1 a 1,5 ml) 2 veces al día, mañana y noche.

El simbolismo de las cuatro fases del ciclo

Lee el capítulo 3 de esta obra para distinguir las corrientes opuestas que te animan. Sumérgete, particularmente, en las fases del hada madrina y de la bruja.

Ponte en resonancia con estos arquetipos, deja las imágenes simbólicas y oníricas circular por tu mente. Ábrete a sus energías, son legítimas y forman parte de la vida. Tienes necesidad de «convocar» esos arquetipos en ti: rodéate de objetos, ilustraciones, textos, música, etc., que evoquen esas facetas de la energía femenina. Imprégnate de esas energías sanadoras y déjalas actuar tanto tiempo como necesites.

En Francia y en todas partes, hay montones de grupos de mujeres que se reúnen para temas femeninos. No dudes en incorporarte a alguno para salir del aislamiento, liberarte de tus penas y calentarte un poco el corazón. Puedes encontrarlos bajo diferentes nombres: «grupos de palabra», «círculos femeninos», etc. Busca porque en la zona donde vives seguramente hay alguno.

Capítulo 3

Vivir en armonía con mi ciclo

¿Qué hacer y cómo reaccionar cuando, cada mes, nos enfrentamos a sensibilidades premenstruales invasivas que nos destrozan los nervios? ¿Qué actitud adoptar frente al dolor o el cansancio de la regla? ¿Cómo equilibrar nuestras emociones a lo largo del ciclo?

¿Cómo mirar con buenos ojos el ciclo y no considerarlo un fastidio? En resumen, ¿cómo vivir en armonía con el ciclo menstrual?

Fase a fase, te proponemos en las siguientes páginas pistas concretas para armonizar las cuatro fases del ciclo:

• **La energía, el simbolismo, la estación y el arquetipo femenino**

Imágenes, metáforas y símbolos «trabajan» en nuestro inconsciente (como el lenguaje de los sueños). Deja que las imágenes y las palabras entren y resuenen en tu cabeza y deja que te inspiren. Para cada fase, deberás encontrar su arquetipo correspondiente: representa un potencial, una fuerza psíquica que actúa particularmente en esa fase precisa. Palabras clave y sugerencias de la vida cotidiana te ayudarán a conectar con ese arquetipo y su energía. Así tendrás acceso a tus propios recursos interiores, insospechados. Es un camino creativo jugando con el propio ciclo.

- **Las plantas aliadas**

  Para aprovechar bien el potencial de cada fase del ciclo, más vale sentirse a gusto con el propio cuerpo. Los diferentes signos que observarás con precisión, después de haber aprendido el método sintotérmico, te permitirán escoger las plantas que mejor se adapten a tus necesidades, que serán diferentes en cada fase.

  Cada ciclo será una nueva ocasión para hacer evolucionar tus cuidados con plantas. Descubrirás en ellas grandes aliadas capaces de devolverte el equilibrio allá donde tu cuerpo lo necesite, colocándote a la escucha del movimiento de tus energías. Reconectarás, así, con la sanadora que llevas dentro y con los profundos lazos que unen a las mujeres con las plantas desde la noche de los tiempos.

- **La práctica corporal**

  ¿Hay alguna manera de ejercitarse y entrenar el cuerpo de manera que se respete y potencie la singularidad del cuerpo femenino? ¡Pues sí!

  Practicando los ejercicios mejor adaptados a cada fase del ciclo, mantendrás tu cuerpo en forma para su trabajo: en lugar de perder energía, los ejercicios te ayudan a llenarte de ella. Ejercitándote en este sentido, te darás cuenta de que son ejercicios que trabajan las partes del cuerpo de los que las mujeres tenemos más necesidad, tanto por motivos estéticos como como para tonificar, para aportar flexibilidad y fuerza. Familiarízate con las energías sutiles de tu ciclo y practica ejercicios que te vengan bien. Tómate un tiempo en tu jornada para practicar y otro para percibir los efectos que te producen. Poco a poco, dominarás el tema. Podrás practicar todo tipo de ejercicios adaptándolos a la fase que estés atravesando.

1. Tras cada regla, renazco

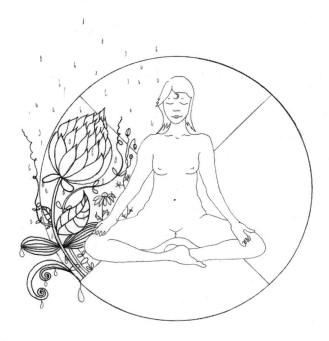

Una energía comparable a la primavera

Todas nosotras conocemos esa sensación de renacimiento tras la regla: la sensación de fuerza que llena el cuerpo, la vivacidad mental, como si todo renaciera y se despertara. Esta fase del ciclo está, efectivamente, muy cercana a la energía primaveral.

Como pasa en la naturaleza, que todo se despierta, la vida del cuerpo sale de su adormecimiento menstrual y nos aporta ganas de disfrutar, de hacer cosas y de aprovechar las nuevas oportunidades.

Imágenes femeninas relacionadas con la energía de la primavera: las diosas vírgenes y la princesa

EN EL ALBA DE LA HUMANIDAD

En tierras europeas, la más antigua representación de la feminidad que expresa esta energía es la diosa-pájaro: un pájaro acuático, a menudo un cisne. Es la diosa de las aguas vivas y sagradas: el agua que otorga fuerza, agua que llena de vida, fuente de juventud, origen de toda vida. Esta diosa transmite energía salvaje, primigenia y virginal. Representa la vida que brota como el germen de una planta en primavera. Esta diosa es la extrema potencialidad, el vigor del aliento inicial.

Todas las aguas vivas son símbolos: la lluvia, el rocío, las fuentes, las cascadas, los océanos… Así como la vegetación primaveral, en pleno crecimiento: los brotes que se entreabren, los arabescos vegetales, las espirales ascendentes, las columnas y los árboles de vida.

DURANTE LA ÉPOCA PRECRISTIANA

Podemos seguir el rastro de la diosa-pájaro a través de muchas otras diosas de la Antigüedad grecorromana, entre los pueblos celtas, los nórdicos y los eslavos. Se las llama, genéricamente, «diosas vírgenes». Pero su virginidad no tiene nada que ver con la castidad sexual; «virgen» quiere decir «libre». No se casan ni tienen pareja porque no la necesitan para nada, se reproducen sin necesidad de varón ni dios, ellas solas porque son libres. La diosa Artemisa o Diana la cazadora, la diosa celta Brigitte, entre otras, encarnan este aspecto. Son cazadoras, feroces, libres y salvajes. A veces son las mejores estrategas y guerreras, como las amazonas o la diosa Atenea. Siempre aparecen acompañadas de animales, salvajes también, y están estrechamente relacionadas con el agua: se representan cerca de fuentes, bañándose en lagos y ríos, en torrentes como Diana, salvaje y desnuda entre majestuosos cisnes.[32]

32. *Les mystères de la femme*, Esther Harding, ed, Payot.
La Diosa Blanca, Robert Graves, Alianza Editorial.
Le langage de la déese, Marija Gimbutas, ed. Des femmes-Antoinette Fouque.

A PARTIR DE LA ERA CRISTIANA

Transformada a través de los siglos, la figura de la diosa virgen continúa existiendo en los cuentos de hadas. Esa energía vibrante, ascendente y repleta de vitalidad se encuentra en el personaje de la princesa o de la niña jovencita. Pero, a partir del cristianismo, su virginidad, desgraciadamente, sólo hace referencia a que no está casada, no a que sea libre. En la primavera de su vida, la princesa representa el potencial, la promesa, el futuro, la valentía, la alegría y la pureza.[33]

El simbolismo de la virgen y la princesa que hay en mí

Este arquetipo femenino representa la capacidad de focalizar una atención sostenida y concentrada sobre un objetivo o una acción. Es una fuerza psíquica que permite actuar y afirmarse. Es también un arquetipo que nos une a nuestra «niña interior». Nos acerca a nuestras inclinaciones naturales, iniciales, que preserva un espacio para nuestros sueños de niñez y permite recuperar el impulso. Cuando este arquetipo está muy presente y bien desarrollado en una mujer, la forja independiente, incluso un poco «amazona» en el alma.

Es un arquetipo que favorece la comprensión del dinamismo masculino. Esta energía estimula las relaciones de camaradería entre hombres y mujeres, el sentimiento de amistad altruista y la alegre fraternidad entre mujeres.

ES EL MOMENTO ADECUADO DE...

- Iniciar cosas, poner en marcha un proyecto, tomar una decisión.
- Refrescar las cosas que ya están en curso con una nueva visión, devolver impulso, ir directas al objetivo.

---

33. *La femme dans les contes de fées*, Marie-Louise Von Franz, ed. Albin Michel. *La déese sauvage*, Joëlle de Gravelaine, ed. Dangles.

- Hacer cálculos, presupuestos, previsiones.
- Investigar, reflexionar, hacer síntesis.
- Jugar, hacer alguna actividad o deporte que nos gustara mucho cuando éramos pequeñas.
- Salir y hacer acampadas libres, dormir al raso.
- Nadar desnuda en un río, en un lago o en el mar.
- Hablar en público, dar conferencias, defender una causa, negociar.
- Organizar salidas en grupo, visitar exposiciones, salir de cena, pasear con gente, ir a espectáculos, fiestas o reunirse en un círculo de mujeres...

> ### El simbolismo de esta fase en palabras clave
> Agua – fluidez – primavera – crecimiento – cuarto creciente – espiral ascendente – juventud – impulso – vegetación – árbol – columna – montaña – oso – ciervo – cierva – cisne – carnero – arco y flechas – vivacidad – mente – determinación – amazona – Atenea – Artemisa – cazadora – Virgen María – concentración – pertenecerse – independencia.

LAS POSIBLES MOLESTIAS DESPUÉS DE LA REGLA

En los períodos en los que nos faltan reservas (tras un agotamiento físico, una convalecencia, problemas de sueño...) el dinamismo de esta etapa puede transformarse:

- en agitación mental,
- en dolor de cabeza,
- en sentimientos de inseguridad, como una niña vergonzosa.

También se puede sentir una dificultad en ponerse en marcha y notarse las uñas y el pelo quebradizos y feos, con un pálido color de cara.

Plantas amigas para después de la regla

Para recuperar los nutrientes perdidos durante la regla, utilizaremos plantas nutritivas como la ortiga. Como todas tendemos a ser más «mentales» en la fase que sucede a la regla, las plantas calmantes de los nervios, como la avena y la manzanilla, nos devolverán la serenidad. También podemos escoger plantas que nos asistan en ese momento de aumento de la energía sin agotar nuestras fuerzas vitales, como algunos estimulantes circulatorios tales como el gingko y el romero. Finalmente, como pasar del invierno a la primavera lleva su lote de adaptaciones, las plantas adaptógenas serán de gran ayuda.

La ortiga *(Urtica dioica)*

Fuera de esta fase, recurriremos a las propiedades nutritivas y adaptógenas de la ortiga. El hierro y el magnesio que contiene nos devolverán los nutrientes perdidos durante nuestras lunas. Aumenta considerablemente la vitalidad corporal, asiste en los cambios de estación interior, equilibrando el organismo, lo alcaliniza y nos ayuda a levantarnos con buen pie.

Uso: **en infusión** de 5 minutos (1 cucharadita colmada de hojas, por taza). Beber de 1 a 4 tazas al día. Se degusta la tisana el mismo día y lo más recién hecha posible, para evitar la oxidación.

La avena *(Avena sativa)*

¡Es una de las mejores aliadas de nuestro sistema nervioso! La avena nutre y «suaviza» los nervios, aportando una sensación de estabilidad interior. Tomada al día siguiente de la regla, ayudará a evitar o calmar los dolores de cabeza. Además de nutritiva y ligeramente adaptógena, también aporta energía (¡a veces sube la libido!). Tomada antes de dormir, facilitará el adormecimiento y calma el pensamiento. Tomada por la mañana, da sensación de energía toda la jornada.

Uso: **en infusión larga** (10 a 15 minutos) o en **ligera decocción** (5 minutos), 1 cucharada sopera por taza. De forma medicinal, se utilizan los tallos y las flores de avena y nunca las semillas, las cuales se comen frescas y tienen el mismo efecto.
En tintura (o alcoholatura) o en vinagre: tomar de 20 a 200 gotas (1 a 1,5 ml) al día, según las necesidades.
La avena es muy suave y no hay peligro en la sobredosis.

Atención: algunas personas intolerantes al gluten pueden reaccionar mal a la avena.

Manzanilla alemana *(Matricaria recutita)*

Planta magnífica de mil virtudes, la manzanilla es otra aliada de las mujeres. Apoya y calma el sistema nervioso, favoreciendo el sueño. Se la conoce, particularmente, por sus propiedades calmantes. Pero también es rica en calcio (y ayuda a asimilarlo). Antinflamatoria, nos ayudará en caso de incomodidades en el útero o de dolor de cabeza. Carminativa y digestiva, facilitará la digestión en este período tan sensible. La manzanilla aporta suavidad y frescor primaveral, tan apreciadas en la etapa de la virgen.

Uso: **en infusión,** $^1/_2$ cucharadita de flores por taza, dejándolas en infusión 5 o 10 minutos, si se va a utilizar por sus propiedades digestivas.
En tintura (o alcoholatura): tomar de 20 a 100 gotas (0,5 a 2,5 ml) de 2 a 3 veces al día.

Algunas personas pueden sentir somnolencia. En ese caso, es preferible tomarla sólo a la hora de dormir.

El romero *(Rosmarinus officinalis)*

Estimulante nervioso y circulatorio, antidepresivo, lleva oxígeno al cerebro aumentando el flujo sanguíneo. Aumenta la agudeza intelectual, la concentración y la memoria. Reemplaza perfectamente el café matinal, sin efectos perversos, al contrario: tonifica las suprarrenales. También ayuda con las cefaleas. También es capaz de aumentar la capacidad visual.

Uso: **en infusión,** $^1/_2$ cucharadita por taza, de 2 a 3 tazas por la mañana o a lo largo de todo el día, salvo por la noche.
En tintura (o alcoholatura): de 40 a 80 gotas (1 a 2 ml) 2 veces al día.

Si se usa en tintura, no debe tomarse durante más de 3 meses. Una buena forma de emplearlo para ayudar al sistema nervioso es utilizarlo como acondicionador, después del champú, porque atraviesa rápidamente la barrera hemato-encefálica. Hacer una infusión y utilizarlo como cuidado capilar tras lavarse el cabello.

Gingko *(Gingko biloba)*

Estimulante circulatorio, el gingko tiene la particularidad de llevar la sangre hacia las extremidades, encaminando el oxígeno hacia el cerebro y aclarando ideas. Por eso se utiliza en períodos de exámenes para ayudar a la memoria o controlar las enfermedades degenerativas del cerebro. Es una planta apropiada para cuestiones mentales y de organización, típica de la fase posmenstrual. El gingko da sensación de agudeza y de vigilia, como todos los estimulantes, sin molestar a las suprarrenales obligándolas a producir hormonas de supervivencia como la adrenalina.

Uso: **en infusión,** 1 cucharadita de hojas por taza, en infusión de 10 minutos, 2 a 3 tazas al día.
En tintura (o alcoholatura): de 40 a 80 gotas (1 a 2 ml) al día, según las necesidades.
En perlas: 120 a 240 mg/día.

> **Atención:** no uses jamás el gingko si estás tomando medicamentos fluidificantes sanguíneos.

Eleutero *(Eleutherococcus sentinosus)*

Mal llamado «ginseng siberiano», porque no tiene nada que ver con el ginseng, el eleutero (o eleuterococo) es la primera planta occidental llamada «adaptógena». Ampliamente estudiada por los investigadores rusos, ha sido utilizada por muchos atletas para aumentar su vitalidad y su resistencia. Es una de las plantas adaptógenas más apropiadas para la mujer. Muy eficaz para recargar pilas durante los momentos de fatiga o de convalecencia, actúa muy suavemente. Ayuda a pasar la transición durante las reglas y después de ellas.

Se pueden sentir sus efectos casi inmediatamente tras haberla ingerido (si se toma por las mañanas da más energía) o tras un par de días de uso. Sin embargo, sus auténticos beneficios llegan tras un mes de ingestas: equilibrio hormonal y nervioso, energía renovada, más resistencia, facilidad para soportar cambios, refuerzo del sistema inmunitario.

Uso: **en polvo**, en los *smoothies* y zumos, de 1 a 2 cucharadas soperas al día.

En decocción, puedes preparar 2 litros (con 20 a 25 g de raíces por litro). Dejar cocer de 1 a 2 horas y luego reservar en la nevera. Beber de $^1/_2$ a 1 taza al día.

En tintura (o alcoholatura): tomar de 1 a 4 ml, 2 a 3 veces al día.

En perlas: 0,5 a 3 g al día.

Algunas personas pueden tener insomnio si toman esta planta por la noche. Hay que ajustar las dosis y tomar el eleutero en consecuencia.

La receta herbal de la virgen
(poción para tomar después de las reglas)

Para 500 ml de brebaje: ½ cucharadita de eleutero en trozos o en polvo, 1 cucharadita de ortigas, ½ cucharadita de romero, 1 cucharadita de avena florida. Dejar en infusión 10 minutos. Beber por las mañanas.

Prácticas corporales para empezar bien el ciclo

Los ejercicios tonificantes y globalizantes van en el sentido del despliegue natural de la energía de esta fase: se estimula **el movimiento ascendente** del tono corporal. Se apoya, así, la fase de reconstitución de reservas. Podrás practicarlo con diferentes intensidades: vigorosamente (aprovechando las sensaciones de los estiramientos) si te sientes bien, o suavemente (prestando atención a la suavidad de los movimientos) si es que sientes síntomas desagradables. Escucha tu cuerpo y actúa en consecuencia.

LAS RESPIRACIONES

Salvo consigna particular, los ejercicios de respiración consciente se practican del siguiente modo:
- Ponte en una postura confortable, con cojines bajo la cabeza
  o bajo el sacro, en una silla con un buen respaldo o un sillón.
- Dobla las piernas y deja los pies en contacto con el suelo.
- Relájate: relaja todo tu cuerpo, también la cara (afloja las mandíbulas, los ojos, la frente y la nuca). Bosteza si te apetece.
- Conserva este estado durante todo el ejercicio: ahora vas a
  esforzarte en respirar activamente sin crear tensiones.

La respiración completa

Una buena respiración es la primera «herramienta» de la salud. Se
puede pasar algún tiempo sin comer ni beber, pero es imposible
dejar de respirar. A menudo olvidamos que la respiración es la base
de la vida. Y para las personas urbanitas y sedentarias, es muy importante aprender a respirar bien y practicar cada día.

Cuando se practica la respiración completa:

- se oxigenan todas las células del cuerpo (cerebro, ojos, médula,
  músculos, órganos...),
- se refuerza la propulsión de líquidos a través del cuerpo,
- se masajean los órganos, incluso el útero (nuestros órganos necesitan de este movimiento),
- se suaviza y tonifica el músculo diafragma, que es el mayor músculo de la respiración (pero también de la serenidad o del estrés,
  según su estado),
- se musculan los abdominales, como el músculo del bajo vientre
  (banda abdominal), tan importante por la salud y la postura,

- se muscula el perineo, que es una herramienta clave para la vida cotidiana de las mujeres,
- calma y revitaliza profundamente.

Para empezar, despierta tu respiración

En cada etapa, desplaza tus manos hacia los diferentes lugares del cuerpo para ayudarte a verificar que el movimiento respiratorio se propaga por todas partes.

Prepara tu postura y serénate.

Empieza poniendo las manos en el bajo vientre. Despierta tu respiración abdominal: profundiza cada espiración apretando activamente todo ese volumen (vientre, pelvis, parte baja de la espalda, perineo). Acompaña cada inspiración dilatando todo el ese volumen hasta el fondo de la pelvis.

Luego desplaza tus manos a la parte baja de las costillas. Respira con las manos ahí. Nota el movimiento de apertura y cierre de las costillas. Baja bien los abdominales cuando expulses el aire. Siente todo ese volumen: las costillas, el centro de la espalda, la región estomacal. Crea una amplitud entre la inspiración y la espiración.

Finalmente, coloca las manos sobre el esternón, una sobre otra. Espira bajando la caja torácica. Ayúdate de las manos para bajarte el pecho. Inspira con todo el volumen: el esternón sube, las costillas se abren, la parte alta de la espalda se curva contra el suelo.

La técnica de la respiración completa

Retoma la respiración a partir de la pelvis y el fondo del abdomen. Después, progresivamente, despliega tu respiración en la segunda y la tercera etapa.

Inspira aire en todo el volumen de tu cuerpo. Dilata tu espalda y siente como se curva en el suelo Y se hace ancha. Sé activa al espirar, utiliza la fuerza abdominal, baja las costillas, el bajo vientre y el pubis, apretando también el perineo.

¿Cuántas veces? Practica estas grandes olas respiratorias varios minutos. Puedes hacer estas respiraciones tantas veces como lo necesites a lo largo del día.

ESQUEMAS DEL TRONCO EN INSPIRACIÓN Y EN ESPIRACIÓN

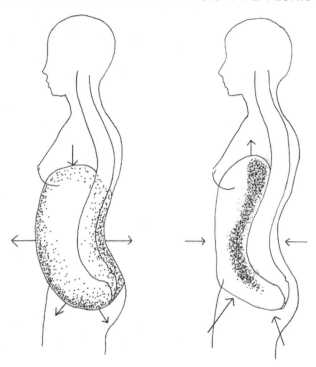

Un ejercicio «relámpago» bienhechor
Éste es un ejercicio respiratorio sacado del yoga, de la respiración en el yoga, el *Pranayama* (cuyo nombre es *Kapâlabhâti)*. Tonifica el sistema nervioso y activa la regeneración celular.

Ponte de pie, con las piernas abiertas y las rodillas ligeramente flexionadas como si estuvieras montando a caballo, con las manos en el bajo vientre. En caso de fatiga excesiva, practica sentada en una silla, con los pies bien anclados al suelo.

Espira metiendo tripa de golpe y luego deja que se relaje y se llene de nuevo. Vuelve a empezar y encadena los movimientos cuando vayas cogiendo práctica.

Dicha espiración es sonora porque hay mucho aire que sale de golpe, es una espiración potente, en ráfaga, aunque la inspiración sea lenta y pasiva. Aquí trabaja toda la banda abdominal.

¡Atención a no meter para adentro la parte baja de la espalda! No tiene que haber ningún movimiento de pelvis ni de espalda.

¿Cuántas veces? Haz, por ejemplo, una decena de ráfagas vigorosas –con una pequeña pausa– y vuelve a empezar, un par de veces. Con la práctica, podrás hacer que las sesiones duren un poco más, en función del día y de tus necesidades.

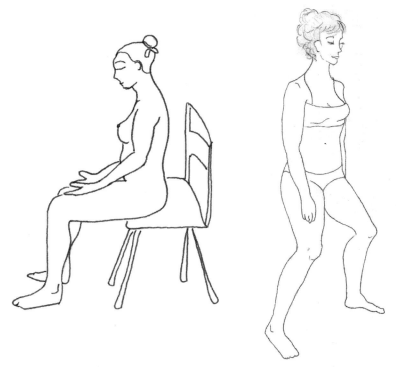

Posición sentada en una silla, equivalente a la postura «montando a caballo», aconsejada por *Kapâlanhâti*

ESTIRAMIENTOS AMPLIOS Y MOVIMIENTOS FLUIDOS

> **Todos estos estiramientos se practican de la siguiente manera:**
> - Ajusta la postura de tu cuerpo.
> - Dosifica el estiramiento (más vale que sea leve que demasiado fuerte).
> - Relaja todo el cuerpo lo máximo posible (la cabeza, los ojos, las mandíbulas, la nuca, los hombros...).
> - Respira tranquilamente, pero activamente, con todo el vientre.

LA PARTE TRASERA DE LAS PIERNAS, CON UN FULAR (O EN LA PARED)

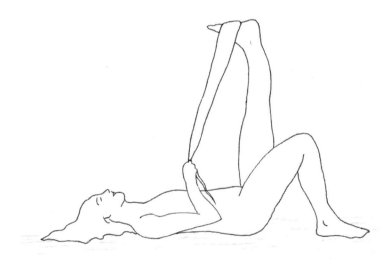

Túmbate sobre la espalda, con las piernas dobladas y los pies planos en el suelo.

Rodéate un pie con una cinta y después pon la pierna en ángulo recto respecto del tronco. Gracias a la cinta o fular, podrás dosificar el estiramiento de la parte trasera de la pierna. La sensación no debe ser dolorosa pero sí de tensión muscular; debes sentir que, a pesar de la tensión, puedes relajarte (con una cierta elasticidad, naturalmente). Si no encuentras la posición adecuada, puedes hacer el mismo ejercicio apoyando la planta del pie en la pared. Con la espiración, imagina que tu aliento recorre todo el cuerpo, pasa por la musculatura de la pierna estirada y sale por el pie, dándote la sensación de que la pierna se alarga. Cuando inspires, imagina que el aire entra por tu pie y se difunde por todo el cuerpo hasta la coronilla, saliendo de la cabeza como un rayo. Haz durar el estiramiento varias respiraciones (lo mínimo serían dos minutos, pero puedes estar más tiempo si te apetece). Luego empieza con la otra pierna.

El exterior de las piernas

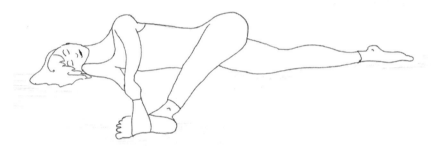

Los movimientos de inicio son similares a los realizados en el estiramiento precedente, salvo que la pierna se verticaliza con el fular, mientras que la otra pierna estará normalmente estirada en el suelo (la pierna que no trabaja, se entiende) y que te servirá de eje.

La pierna que trabaja la sujeta el fular y está estirada en ángulo recto respecto de la otra. Estírala por encima de la otra pierna y ponla en el suelo. Entonces estarás estirando la parte externa de la pierna. Siente el ritmo de tu respiración como si fueran olas que suben y bajan. Haz durar el estiramiento el tiempo que duren las largas respiraciones (dos minutos como mínimo, aunque puedes estar más tiempo si te apetece). Luego pasa a la otra pierna.

Boca arriba (músculos del muslo)

Estás tumbada boca arriba con un fular en la mano. Vamos a bascular la pelvis. Levanta la pelvis del suelo y mantén la posición apretando bien los glúteos. Con la cinta, atrapa un pie y llévalo hacia las nalgas, **sin perder la postura de la pelvis levantada.** Dosifica el estiramiento de los cuádriceps con el fular. Respira profundamente. Mantén la postura por lo menos dos minutos.

Luego pasa a la otra pierna. Cuando hayas acabado, relaja bien los músculos de las piernas.

Medio puente en movimiento

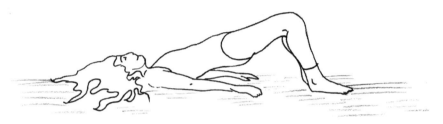

Túmbate sobre la espalda con las piernas dobladas y los pies planos en el suelo.

Aprieta los pies contra el suelo y relaja la presión, alternativamente. Observa como con cada presión de los pies, éstos impulsan un movimiento en la pelvis. Si la acompañas, la pelvis sube y se despegan los glúteos del suelo, relajando las lumbares. Repite este pequeño movimiento varias veces, masajeando el sacro contra el suelo cuando bajes.

Luego, a partir de este movimiento, levanta la pelvis todo lo que puedas hasta que hagas algo parecido a medio puente.

Quédate en esta postura unos instantes. **Contrae vigorosamente los glúteos.** Aprieta siempre en suelo con las plantas de los pies. Relaja la cabeza, los hombros, los brazos y el pecho. Percibe la relajación de la parte superior del cuerpo y la tensión en las piernas y los glúteos.

Después, haz el trayecto inverso depositando, lentamente, todas las vértebras en el suelo, respirando, relajándote, para liberar bien la columna.

Una vez en el suelo, relájate bien. Luego empieza de nuevo, lentamente. Repite varias veces.

Torsión suave en movimiento

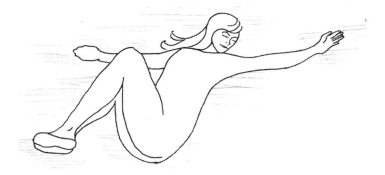

Túmbate de lado y acurrucada (posición fetal). La palma de la mano de abajo está contra el suelo. Lleva la mano que está arriba por encima de tu pecho y deja que caiga al suelo por el lado puesto, lo que te obligará a hacer una ligera torsión de la parte superior del tronco. Lleva la cara en dirección a la mano que se mueve. La mano superior y la cara miran al lado opuesto de las rodillas. Mantén esta torsión unas cuantas respiraciones. Después cambia de lado y haz lo mismo. Este movimiento puedes hacerlo varias veces, abandonándote a las agradables torsiones y dejando **la cabeza rodar libremente.**

Ralentiza este movimiento para sentir cómo todas las zonas de tu cuerpo se estiran, se mueven suavemente durante cada trayecto. Haz, por lo menos, dos trayectos con cada lado, pero ten en cuenta que variarás según el día.

Estiramientos a cuatro patas (como un gato)

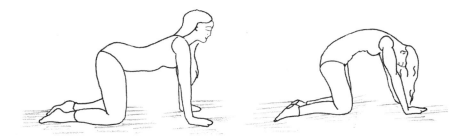

Reparte bien tu peso en las cuatro extremidades apoyadas en el suelo.

Empuja el suelo con las manos y observa cómo cambia la posición de tu espalda cuando haces fuerza con las manos y cuando no: apretando hacia abajo, el torso baja, la espalda se curva hacia arriba. Es una postura tónica. A la inversa, sin tensión, la espalda se curva al contrario.

Para hacer este ejercicio, mantén **los brazos muy estirados** durante todo el ejercicio.

Lleva tu atención al volumen de la pelvis (al sacro) y al volumen del cráneo, y siente como la columna los une. Nota las formas y volúmenes de tu cuerpo alrededor de la columna. Conservando siempre esta percepción global entre el sacro y el cráneo, efectúa lentamente movimientos amplios en arco, con la espalda. Inicia siempre el movimiento a partir de la pelvis y deja que la columna vertebral se mueva, transforme la postura y dibuje un arco en el aire (uno cóncavo, para acoger al cielo y otro convexo para ser como la bóveda celeste que cubre la tierra).

Es importante mantener unos segundos cada postura, respirar lentamente y percibir la forma. Pero también es importante saborear el trayecto, que debe ser muy lento. Percibe cada pequeña sensación desde la postura de partida hasta la postura de llegada.

Verticalizarse y centrarse
Desenrollarse como un helecho y anclarse en la tierra.

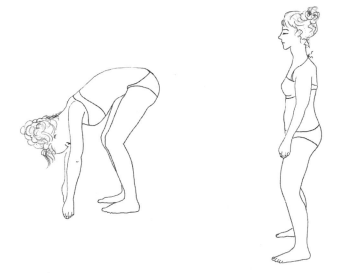

Ponte de pie con las piernas ligeramente separadas, un poco más que la anchura de tus caderas, con las rodillas un poco flexionadas. Lleva la cabeza hacia abajo efectuando una gran flexión. Deja la cabeza y los brazos bailando sueltos hacia el suelo. Aprovecha esta postura para relajar el peso de la cabeza y dejar que el cuello se estire por la gravedad.

Ahora, presta atención a tus piernas y tus pies, **mantén las rodillas siempre un poco flexionadas.** Ejerce presión contra el suelo. Amplifica aún más esta presión, con tus pies firmemente apoyados en el suelo. Observarás que, ejerciendo esta presión, creas una dinámica en tu cuerpo, que tiende entonces a redirigirse a sí mismo, desenrollándose. Deja que tu cuerpo lo haga, ve enderezando la columna lenta y progresivamente: siente la fuerza que sube por tus piernas, siente cómo se reposiciona la pelvis en su verticalidad, endereza la columna poco a poco, segmento a segmento: hombros, nuca y, finalmente, la cabeza.

Ahora despliega completamente las piernas, efectuando una última presión en el suelo.

Vuelve a empezar desde el principio dos o tres veces para que ese movimiento se vuelva natural (todas lo hemos hecho espontáneamente cuando éramos pequeñas), fluido y potente al mismo tiempo. Como con la postura del medio puente, este ejercicio permite reinstalar el equilibrio tónico. Podrás conseguir una agradable sensación de reposo y vigor.

Después quédate de pie en la postura del árbol. Percibe toda tu verticalidad: la fuerza de la parte baja del cuerpo que ejerce siempre una acción suave pero firme sobre la tierra, la serenidad de la parte superior que se deja llevar por los miembros inferiores. fuerza abajo, disponibilidad arriba.

Para ir más lejos

Tras todos estos ejercicios, es el momento de interesarse en las glándulas endocrinas. Estando en la verticalidad del árbol, o sentada en una silla, lleva tu atención a la base de tu columna vertebral, visualiza tus ovarios, que son las glándulas de la región pélvica. Después desplaza tu atención a lo largo de tu columna, deteniéndote en cada estación, allá donde haya glándulas, hasta llegar al cerebro. En cada etapa, tócate la zona con las manos y respira percibiendo el volumen de aire en ese lugar.

Movimiento libre

Pon una música que te vaya bien en ese momento, que te provoque ganas de desplegarte. Cierra los ojos y siente: la vida, el calor, la respiración en tu cuerpo.

A partir de ese contacto, deja que el movimiento aparezca libremente por todas partes, por tus extremidades, tu tronco y tu cabeza. Siente las líneas, los ejes, las curvas, los dibujos que crean los movimientos a través de tu cuerpo. Imagina que eres agua: tu movimiento es fluido, continuo, te permite rodar lentamente por el suelo, desplazarte con fluidez en el espacio de la habitación.

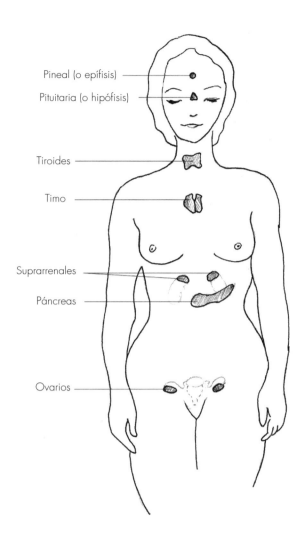

Pineal (o epífisis)

Pituitaria (o hipófisis)

Tiroides

Timo

Suprarrenales

Páncreas

Ovarios

2. Durante la ovulación, irradio

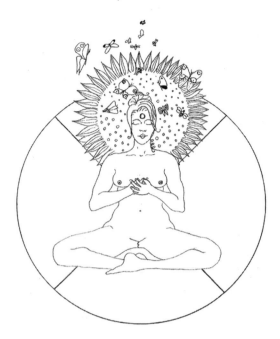

La belleza de la abundancia y la generosidad de la tierra en verano

En este período del ciclo[34] estamos radiantes a imagen y semejanza de la luna llena, es la generosidad de la naturaleza en verano. Plenitud. Abundancia. Suavidad. En la naturaleza, el verano es el momento de las alegres polinizaciones de las abejas, de brotes, de insectos que revolotean de flor en flor, de los torbellinos que dispersan y transportan el precioso polen y que propician nuevas generaciones de flores y frutos. El ambiente cálido y lleno de vida, de perfumes, de encuentros, de intercambios y de acoplamientos. Las mariposas

---

34. *L'homme et ses rapports avec les animaux et les esprits des éléments*, Rudolph Steiner, ed. Triades; *La métamorphose des plantes et autres écrits botaniques*, Goethe, ed. Triades.

se confunde con flores de mil colores, las libélulas ponen sus huevos al borde de los arroyos y, en la calidez de los mediodías, miles de efímeras eclosionan al mismo tiempo en cualquier curso de agua. Es el tiempo de las eclosiones, que también podemos percibir en nuestros ovarios y que nos empujan a dar, a acercarnos a los demás, a amar y a decir SÍ.

Imágenes femeninas relacionadas con la energía del verano: la madre y la diosa de la fertilidad

EN EL ALBA DE LA HUMANIDAD

La imagen más antigua y, seguramente, la más universal que nos habla de esta calidad de energía es la diosa paleolítica llamada «Venus». La Venus de Laussel es un ejemplo perfecto: está preñada, su mano reposa sobre su vientre, en su mano derecha sostiene un cuerno marcado con trece incisiones (evocación de los lazos que unen a la Luna con la mujer). La diosa de la fertilidad irradia abundancia y generosidad, es la Tierra-Madre que extiende su manto lujurioso, cubierto de flores, habitado por todas las criaturas de la naturaleza, encantado. Provee de vida a todos y todos somos sus hijos.

Sus símbolos son el pan, las espigas de trigo, los ramos de flores y hierbas, las abejas, las colinas con una roca encima (representando el vientre preñado con el ombligo) y todo lo que sea doble (doble fruta, doble diosa, madre-hija…).

DURANTE LA ERA PRECRISTIANA

Entre las numerosas diosas que encarnaron este aspecto a lo largo de este período, la diosa Deméter puede que sea la más popular. Es una de las grandes diosas de la fertilidad entre los griegos, representada siempre con sus espigas de trigo y el signo de lo doble (madre-hija). Durante seis meses al año, esta diosa llora la ausencia de su hija ausente y su pena deja la tierra fría y estéril. Luego, cuando su hija regresa, su alegría desborda la tierra y la hace brotar, crecer y fructificar.

A PARTIR DE LA ERA CRISTIANA

En los cuentos de hadas, este personaje será el de la reina, la esposa y madre, que continuará expresando esta energía femenina de abundancia y don de sí.[35]

El simbolismo de la madre y la diosa de la fertilidad en mí

Este arquetipo contiene fuerzas maternales que desarrollan los dones de solicitud y las capacidades para apoyar, proteger, nutrir y amar. Nos enseña a amar la pertenencia, las ganas de asociarse, de fundirse juntos. Es una energía de abundancia fundamentalmente optimista, que celebra la vida, el deseo y el placer: la buena comida, el buen vino, el goce sexual, la buena ropa, los adornos y complementos... Es un arquetipo poderoso, una intensa pulsión de vida, de hembra sexual.

Sin embargo, no hay que olvidar que se trata de la energía de la ovulación y que ésta es una fuerza que tiende a su propia realización: el arquetipo de la madre que percibe la concepción como un éxtasis y que desea intensamente un hijo como fruto propio. Ese deseo es tan potente que está en el origen de numerosos «accidentes» anticonceptivos. Todas tenemos interés en tomar conciencia de la fuerza de dicho arquetipo en nosotras, para ayudarnos a clarificar nuestros deseos de hijos y nuestra actitud real respecto a la contracepción. También es la energía femenina más valorada en las sociedades patriarcales, porque se trata del modelo de mujer cooperativa, encantadora, abnegada, dueña del hogar y guardiana de las tradiciones.

ES EL MOMENTO ADECUADO PARA...

• Cuidar del entorno vital, arreglar la casa para hacer de ella un lugar al que recurrir por todos los que en ella viven.

---

35. Marija Gimboutas, *op. cit.* y Vicky Noble, *op. cit.*

- Pasar tiempo con los hijos, favorecer los contactos tiernos, escucharlos con el corazón, estar ahí.
- Saborear la fusión con la pareja a través de la sexualidad, aprovechar los estados de abandono y el sentimiento de estar atada por el amor.
- Hacer ramos de flores o composiciones con elementos naturales recogidos en un paseo.
- Irradiar: tomar conciencia de la belleza natural de la propia presencia, honrarse con adornos naturales, con materias nobles y colores brillantes.
- Recibir y tratar bien a los amigos.
- Cocinar platos especiales de la tradición familiar y poner mucho amor en ellos.
- Mirar y seleccionar fotos donde estemos sonrientes, felices, con la pareja y los hijos, con miembros de la familia...

El simbolismo[36] de esta fase en palabras clave

Aire – verano – luna llena – fertilidad – flores – frutos – abeja – vaca – espigas – pan – leche – amor – don – compartir – apoyo – dúo – manifestación – nutricia – resistente – trama de vida – diosas del hogar – Hera – Deméter – Gaya – Gran Madre – Virgen María – soberanía – reina esposa – fiesta de vida.

POSIBLES DESARREGLOS DURANTE LA OVULACIÓN

En algunas ocasiones cuesta ovular: lo constatamos gracias al calendario, cuando vemos que tarda más en llegar de lo que le correspon-

---

36. *Lune rouge,* Miranda Gray, Macro ediciones, 2013. *Femme et déesse, tout simplement,* Christine Champougny-Oddoux, ed. Le souffle d'Or, 2008. Hélène Cociovitch, *op. cit.*

dería, más allá del día 14. O bien puede llegar con síntomas desagradables: dolor de tripa, inflamaciones ováricas, sofocos, dolor de mamas, fatiga... La impaciencia y el mal humor pueden demostrar el exceso de xenoestrógenos, mientras que un estado de ánimo depresivo puede hablarnos de demasiada sensibilidad de nuestros receptores hormonales.

También podemos constatar que el moco cervical no presenta el perfil de fertilidad óptimo. Por ejemplo: no nos sale, ningún día, un moco transparente y resbaladizo. Podemos observar (gracias al método sintotérmico) que la ovulación no se produce en algunos ciclos. Hay mujeres que ovulan ocasionalmente y otras no ovulan nunca.

En la naturaleza, la eclosión puede producirse cuando la planta ha absorbido suficientes energías térmicas, luminosas y nutritivas. Con nuestro cuerpo pasa lo mismo: es necesario que diferentes factores energéticos hayan nutrido el sistema reproductivo para que éste tenga la fuerza suficiente para desencadenar la ovulación.

Plantas amigas durante la ovulación

Durante esta fase, buscaremos favorecer la ovulación, el movimiento de sexualidad y el deseo y las cualidades del corazón. Las plantas que nos ayudarán a llevar la circulación hacia la pelvis, a producir secreciones, a acompañar al hígado en su trabajo de metabolización de estrógenos... ¡y a sentirnos bien!

Shatavari (Asparagus recemosa)

Como se describe en el capítulo 2, el shatavari, «la planta de los mil maridos», tiene afinidades con la libido y la energía del corazón, casa de maravilla con la fase de la madre. Planta de la mujer en la tradición ayurvédica, aumenta la libido, las secreciones y la fertilidad. ¡Es apreciada por todas las mujeres! Si hay inflamación y dolor en los ovarios durante la ovulación, calmará las incomodidades. Adaptógena, te ayudará a vivir este momento con vitalidad.

Uso: véase el capítulo 2, página 113.

Trébol rojo *(Trifolium pratense)*

¿Quién no ha probado aún las flores azucaradas de trébol rojo? Esas maravillosas flores rosas llenas de néctar son la alegría de las abejas. Flor de dulzura, nutritiva y alcalinizante, el trébol fue utilizado antiguamente para calmar las «crisis de histeria», los accesos emocionales. Si bien no está científicamente considerada como un calmante, cuando se bebe en tisana da la sensación de volver en sí. Nutre desde el interior, como una mamá, limpiando suavemente las toxinas y su poder alterador. Ostrogénica, ligeramente emoliente, se utiliza para aumentar la fertilidad. También es excelente durante el embarazo.

Uso: **en tisana,** se deben beber de 2 a 4 tazas al día, con 1 cucharada sopera por taza.
En ducha vaginal: tomar una infusión tibia para equilibrar el pH y suavizar las mucosas.

Jengibre *(Zingiber officinalis)*

Raíz de múltiples virtudes, el jengibre es un gran aliado de la mujer. Estimulante circulatorio, tiene afinidades con la pelvis, llevando la sangre hasta el útero y, por lo tanto, el oxígeno, el calor y la energía. Por esas razones, se lo considera afrodisíaco. Ligeramente emenagogo, evitaremos tomar grandes dosis al principio del embarazo. Pero masticar trozos de jengibre crudo o beber pequeñas cantidades de tisana, reducirá las náuseas y es totalmente seguro. También podremos utilizarlo en cataplasmas para colocar directamente sobre el vientre para reducir inflamaciones o calentar los ovarios y el útero, ideal también durante la regla.

Uso: **en tisana,** rallar 1 cucharadita de jengibre fresco por taza de agua. Beber de 1 a 8 tazas al día.

En decocción: llevar a ebullición la raíz fresca cortada a trozos o rallada, 1 cucharada sopera por cada 500 ml de agua. Dejar cocer entre 20 minutos y 2 horas.

En cataplasma: rallar la raíz fresca y meterla en una gasa para colocarla directamente sobre el vientre.

Dong quai *(Angelica sinensis)*

Más frecuentemente utilizada durante las menstruaciones, la dong quai es una raíz maravillosa que aporta sangre y calor a la pelvis. En la medicina tradicional china se lo llama dong shen, calienta la sangre y forma parte de numerosas recetas tónicas para la mujer. Tiene un efecto regulador sobre las prostaglandinas, esos compuestos inflamatorios que nos hacen sentir dolor, reduciendo las molestias asociadas a la ovulación o a la regla. Regula también las hormonas, es ligeramente ostrogénica y adaptógena. Favorece la fertilidad, pero si quieres quedarte embarazada, evítala durante el embarazo desde la concepción misma, porque parece ser abortiva.

Uso: **en decocción,** 1 cucharada sopera de raíz por taza, dejando cocer de 1 a 2 horas. Puedes preparar 2 litros (25 g por litro) y guardarlo en la nevera. Beber de $^1/_2$ a 2 tazas al día.

En tintura (o alcoholatura): de 1 a 3 ml de 2 a 3 veces al día.

En perlas: 300 a 500 mg al día.

Rosa *(Rosa* **spp.)**

La rosa ha sido considerada desde la antigüedad como la flor del corazón. Suavizante, emoliente, astringente, es utilizada para la garganta y nos ayuda a cantar mejor y sacar más voz. Ligeramente euforizante, también suaviza nuestro corazón y nos alegra. En infusión, armoniza el sabor de otras plantas, formando parte de muchas tisanas compuestas. En aceite, nutre la piel y nos hace sentir bellas.

> *Uso:* **en infusión,** $^1/_2$ cucharadita por taza, en infusión durante 5 minutos.
> **En aceite:** sobre la cara, antes de acostarse, por el cuello y el escote, en el vientre, en ligero masaje con la punta de los dedos.

Cardo mariano *(Sylibum marianum)*

Esta planta, que lleva el nombre de María, se llama así porque en otros tiempos se utilizaba para aumentar la producción de leche (por eso en inglés la llaman *milk thistle).* Las rayas blancas que adornan sus hojas hacen pensar en ríos de leche. En la herboristería contemporánea, se utilizan sus semillas para proteger el hígado: son hepatoprotectoras. Durante una ovulación retardada o para los problemas de mal humor durante la ovulación, el cardo mariano ayudará al hígado a metabolizar los estrógenos y facilitar este período que siempre debería ser alegre.

> *Uso:* **semillas molidas en la comida,** asociadas a la sal, como condimento: una cucharada sopera de 1 a 2 veces al día.
> **En tintura (o alcoholatura):** de 20 a 80 gotas (0,5 a 2 ml), 2 o 3 veces al día.
> **En perlas:** 10 a 15 g al día.

Los movimientos revitalizantes para practicar durante la ovulación

Si los movimientos naturales de la sangre, líquidos celulares y de la linfa no son suficientes, la energía térmica y nutricia puede no llegar en cantidad suficiente a los ovarios. Esta mala circulación puede producir también, a la larga, un atascamiento que hará de pantalla y disminuirá el flujo nutricio en la región pélvica. Ello puede generar síntomas desagradables durante la fase ovulatoria y ser el origen de una baja fertilidad.

Por lo tanto, tendremos que vigilar que nuestros tejidos estén bien irrigados y bien nutridos durante esta fase.

- **Si todo va bien,** podrás practicar estos ejercicios justo en el momento de la ovulación (de uno a tres días alrededor de la ovulación, según tus percepciones físicas), para acompañar el proceso y armonizar el cuerpo, las energías, el pensamiento y las emociones.
- **Si tienes dificultades,** habrá que empezar unos días antes de la ovulación y practicar todos los ejercicios o algunos de ellos cada día, hasta que la ovulación se desencadene.

Las respiraciones son una herramienta fabulosa para poner en movimiento los líquidos del cuerpo y puede practicarse fácilmente en las pequeñas pausas que podamos hacer a lo largo de la jornada.

EJERCICIOS DE DRENAJE DEL CUERPO
Drenar la parte baja del cuerpo
La respiración abdominal profunda juega el papel de «corazón abdominal»: propulsa y aspira sangre y linfa hasta la punta de los miembros inferiores.

Retoma las consignas vistas en las páginas 146-148, concernientes a la respiración completa, hasta la etapa de la respiración en las dos primeras fases (pelvis, fondo del abdomen y bajo tórax).

Drenar la parte alta del cuerpo
Para practicar esta técnica de yoga, utilizaremos el frenado de aire en la inspiración.

Siéntate al borde de una silla, con los brazos relajados y las manos en los muslos. Durante la inspiración, frena la entrada de aire: deberás sentir una resistencia y verás que la duración de la inspiración se alarga. Con la espiración, relaja completamente la respiración, como en un suspiro.

Se puede frenar el aire de diferentes maneras:
- estrechando las cuerdas vocales (lo que produce un sonido de frotamiento del aire),
- colocando la lengua en forma de tubo y haciendo pasar el aire,
- colocando la lengua detrás de los dientes, como cuando se tiene la boca cerrada, pero con los labios abiertos para dejar pasar el aire. Así, se aspira el aire a través de los dientes y se escuchará un sonido parecido a un «shiiiii».

LA HIPERVENTILACIÓN YOGUI
La técnica se denomina *Bhastrika.* Esta respiración permite estimular las glándulas endocrinas del cerebro y ejerce un masaje intracraneal. Es la técnica opuesta al *Kapâlabhâti,* vista en la fase precedente: esta vez, es la inspiración la que es activa y voluntaria, mientras que la espiración es pasiva.

Sentada o con las rodillas flexionadas, levantarás el esternón con una inspiración breve y seca, de golpe; luego dejarás el esternón caer de golpe, provocando la espiración. Las respiraciones se hacen únicamente con la parte alta del tronco, a nivel clavicular. El resto del cuerpo permanece pasivo.

Haz una buena serie de respiraciones de éstas cada día (por ejemplo: una decena de respiraciones vigorosas seguidas de una pausa) y vuelve a empezar dos veces más. Con la práctica, podrás hacer que duren un poco más de tiempo, en función de los días y las necesidades. Puedes practicar varias veces al día.

Cuando hayas terminado, relaja bien los hombros, la nuca y las mandíbulas. Bosteza.

MASAJES NUTRITIVOS
Esta serie de masajes estimulará eficazmente el sistema reproductor.

Masaje del «punto 1» del riñón

 Con una canica grande, más o menos del tamaño de una nuez, o con los dedos si no tienes ninguna, masajea el punto que se muestra en la ilustración, de forma circular, ejerciendo presión.

Masaje del perineo con una pelota
Con una pelota del tamaño de una mandarina, que sea firme pero no dura, masajea el músculo del perineo sentándote encima, con la parte interna del isquion.

Colócate suavemente sobre la pelota y apóyate con las manos en el suelo para dosificar la presión sobre la pelota. Mueve la pelvis en círculos para rodar sobre la pelota. Debes masajear sólo la parte muscular que está al lado del isquion. Así descubrirás la región que cierra la pelvis por debajo: la forma de los huesos y el espacio que crean, la sensación de músculo, su extensión, su relación con los huesos y con los genitales.

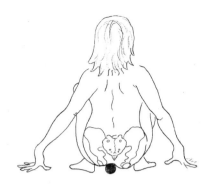

Después, coloca la bola contra el isquion, a la altura del espacio que hay entre el ano y la vagina. Cuando espires, presiona suavemente el perineo sobre la pelota, cuando inspires, relaja la presión sobre la pelota. Mantén esta postura durante varias respiraciones. Después, retira la pelota y observa lo que sientes: el contacto del fondo de la pelvis contra el suelo, el volumen del vientre… Compara tus sensaciones con la otra mitad de la pelvis, con la que aún no has masajeado.

Pasa al otro lado.

Masaje de pechos

En una postura relajada que te guste, coloca cada una de tus manos en un pecho, en todo su volumen. Les darás un masaje presionándolos suavemente en todo su volumen con movimientos rotativos, primero hacia el interior y luego hacia el exterior. Respira tranquilamente y tómate tu tiempo. Observa cómo dichos movimientos generan un suave calor en las mamas, que irradian hacia el interior de la caja torácica, el corazón, los pulmones, el diafragma, el plexo, a veces incluso a la garganta y la cara o más abajo, hacia el vientre y el útero.

Ciertas sensaciones son diferentes con cada masaje, cuando hagas los masajes con amigas o familiares. Eso dependerá de las necesidades del cuerpo de cada cual en ese momento preciso, dado que la energía se propaga primero allá donde el cuerpo más la necesita.

Puedes terminar el masaje con una mano en un pecho y la otra sobre el útero, en el bajo vientre, visualizando la tibia energía que se derrama de tus pechos hacia la matriz. ¿Sientes una especie de luminosidad? Permanece atenta a tus percepciones.

Masaje en las lumbares

Utilizarás una pelota de espuma del tamaño de una naranja.

- **Tumbada sobre la espalda,** con las piernas dobladas, desliza la pelota bajo las lumbares y muévete para masajear la región que va de la pelvis a la parte baja de las costillas y de la columna hasta el talle. Mantente sin movimiento allá donde sientas que es oportuno. Tómate el tiempo necesario para respirar y abrirte a las sensaciones allá donde la pelota ejerza presión. Luego, retira la bola y compara las sensaciones con la otra parte del cuerpo. Masajea entonces el otro lado.

- **Sentada o de pie con las rodillas ligeramente flexionadas:** frota, da golpecitos, calienta, frota las manos, los dedos y los nudillos por la zona de los riñones, de las lumbares y ve de la espalda a la pelvis.

LOS MOVIMIENTOS RÍTMICOS DE LA PELVIS

Con ayuda de las respiraciones y los masajes, intensificarás el flujo de sangre y de líquidos, favoreciendo la circulación de la energía por los canales de tu cuerpo. Con los movimientos rítmicos de la pelvis, permitirás el flujo de sangre y energía al útero, los ovarios y las trompas.

Puedes ponerte una música agradable para mantener el ritmo.

Ponte de pie, con los pies separados el ancho de tus caderas y con las rodillas ligeramente flexionadas.

Echa la pelvis para atrás y luego bascula hacia adelante al tiempo que espiras potentemente contrayendo el perineo, apretando el bajo vientre. Relaja dejando que la pelvis bascule y recupera la posición natural, recuperando la curvatura lumbar. Deja que el vientre se hinche y relaja esfínteres. Realiza estos movimientos con serenidad, encontrando tu propio ritmo.

Cuando hayas encontrado el ritmo adecuado, pon las piernas rectas tras haber relajado la pelvis. Esto se hace en tres tiempos:

- flexiona las rodillas, estira la columna, contrae el perineo, espira con fuerza;
- relaja el perineo, relaja la pelvis, inspira y llena el vientre de aire;
- estira las piernas, redirige la espalda a su postura natural, continua inspirando y expandiéndote.

Sigue estos tres tiempos para sentir todo lo que va pasando sin saltarte ni una sola etapa. Déjate llevar por un ritmo fluido y continuo. El ritmo fluidifica el paso de un tiempo a otro, y en un momento sentirás que estás siguiendo un ritmo de dos tiempos: un tiempo de contracción y uno de distensión. Puedes practicar este movimiento tranquila o intensamente, según la energía del momento. Es el movimiento de base de la famosa «danza del vientre» que actualizó Aviva Steiner en los años sesenta *(véase* página 129 y siguientes, capítulo 2).

Cuando hayas acabado, envuelve tu vientre y tu pelvis en ropa caliente y descansa en la posición que prefieras. Siente el calor que irradia desde tu centro hacia todo el cuerpo.

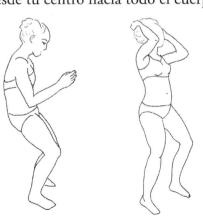

3. Antes de la regla, soy intuitiva

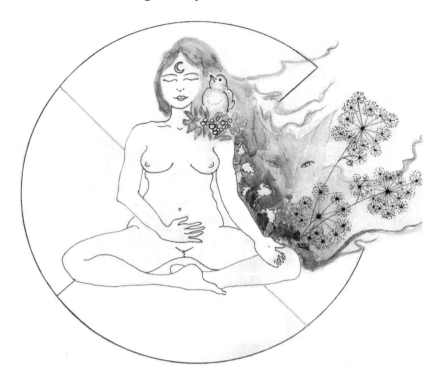

La sensibilidad y la belleza mágica del otoño

Ya se sabe, ¡el verano no dura para siempre! Lo mismo pasa con esa disposición interior para decir que sí a tantas cosas, a mimar a los que queremos, a ser un regazo de consuelo... Tras la ovulación y antes de la regla, hay un tiempo crepuscular en el que sentimos que algo está cambiando dentro de nosotras. Como una progresiva disminución de esa energía que nos hacía abiertas y pletóricas. Nuestras fuerzas físicas parecen disminuir un poco pero, al mismo tiempo, una fuerza interior crece en nosotras, como si fueran dos corrientes opuestas. Este doble movimiento puede generar tensiones y fricciones. El movimiento de retirada nos hace sentirnos un poco indiferentes hacia las personas y los acontecimientos a los que tanto interés otorgábamos hace poco tiempo. La disposición interior para

172

darse a una misma se transforma en la imperiosa llamada para volverse hacia adentro.

LA IMAGEN DE LA NATURALEZA

El calor veraniego ha colmado la vegetación, que ha ofrecido todo lo que tenía para dar. Mientras que esas fuerzas se retiran, dicho calor almacenado le permite acabar sus últimas obras: las semillas, los granos, las bellotas y las nueces. Como un fuego interior que completa su madurez y las libera consumiendo la vegetación que ha florecido, ruge y se inflama de oro y cobre.

Los días se acortan. Las borrascas apagan las brasas, aparecen siluetas negras de las arboledas. Hay belleza en esa fragilidad, en esos paisajes efímeros un tanto nostálgicos. Estamos como entre dos mundos. Por otra parte, desde la noche de los tiempos, el otoño representa una puerta simbólica entre lo visible y lo invisible. En la actualidad, es durante el otoño cuando se celebra la fiesta de difuntos, Todos los Santos, Halloween.

Las imágenes femeninas relacionadas con la energía del otoño: la que ve, el hada, la hechicera

EN EL ALBA DE LA HUMANIDAD

Búho, cuervo, corneja y halcón, así como lobos y jabalíes, todos ellos animales nocturnos, representan y acompañan a la diosa original, la diosa-pájaro, pero en su faceta misteriosa y más tenebrosa. Anuncia el final de un ciclo… para que otra cosa pueda aparecer.

DE LA ERA PRECRISTIANA A NUESTROS DÍAS

Hécate, la diosa griega de los cruces entre los mundos, con sus perros, las sirenas (medio humanas medio animales) y, más cercanas a nosotros, el hada Melusina, las hechiceras Viviana y Morgana, son figuras femeninas representativas de ese «entre dos mundos» y del universo mágico al que está asociado.

Atrayente y terrorífica al mismo tiempo, el hada o la hechicera representan la mujer inalcanzable, sin edad, que se escapa al papel convencional que se le tiene asignado (madre y esposa). Si se une a un hombre no puede ser enteramente suya y navega entre el mundo terrestre y algún otro mundo al que debe regresar, sola. En dicho universo misterioso se carga de sus fuerzas y sus dones, que le proporcionan visiones e intuiciones.[37]

El simbolismo de la que ve, del hada, la hechicera que hay en mí

Este arquetipo invita a volverse a una misma y darse fuerzas: enseña cómo situarse sobre esta delicada frontera, a medio camino entre la profundidad intuitiva del mundo interior y la racionalidad ordinaria del mundo exterior. En este lugar, este cruce, es donde podemos reevaluar las cosas (relaciones, proyectos, comportamientos) que se ven como «sometidos a pruebas» de fuego de dentro. También es el sitio donde se captan las visiones, se oyen los mensajes que vienen del interior, las intuiciones. Con la toma de conciencia y la creatividad, los sacamos a la superficie y actuamos en consecuencia. Es un movimiento que va desde dentro hacia afuera, a través del proceso de expresión.

Cuando no se responde a la llamada interior, el fuego interno —que es la fuerza creadora en potencia— puede convertirse en destructor. Lo que no se expresa termina por traducirse en problemas somáticos y puede ser el origen de sufrimientos premenstruales o de problemas ginecológicos. La relación del cuerpo con esta energía pasa, esencialmente, por el despertar de los sentidos: la sensualidad y las percepciones sutiles.

---

37. *Femmes qui courent avec les loups*, Clarissa Pinkola Estes, ed. Le Livre de Poche; Marija Gomboutas, *op. cit.*

174

Es el momento adecuado para:

- Practicar la soledad intencionada.
- Escuchar y dar forma al universo interior: escribir, dibujar, esculpir, pintar…
- Ajustarse: revisar compromisos, dar oídos a todas esas pequeñas voces interiores.
- Cuidarse la piel: baños, masajes, mascarillas, saunas, aceites perfumados…
- Rodearse de belleza.
- Ralentizarse, percibir los propios movimientos y los gestos.
- Expresar la sensualidad con libertad.
- Darse tiempo de ocio con la pareja, holgazanear juntos, hacer el amor muy sensualmente…

El simbolismo de esta fase en palabras clave

Fuego – otoño – cuarto menguante – crepúsculo – cera de abeja – aceite – perfumes – vela – lámpara – semillas – bellotas – mamíferos nocturnos – cuervo – búho – halcón – corneja – sirenas – cruces – Melusina – hechicera – maga – hada – María Magdalena – Kali – escucha – visión – sagrado – unión – barca – puente – escalera y espiral descendente – espejo.

POSIBLES DESARREGLOS DURANTE EL PERÍODO PREMENSTRUAL

A partir de esta etapa del ciclo, el hígado aumentará su energía. Ésta es de calidad «fuego» y puede sumergirnos fácilmente en estados de irritabilidad, de cólera, de emociones a flor de piel. Los desequilibrios en la relación entre la energía y la sangre y la potencia del hígado pueden desencadenar un mar de síntomas conocidos bajo el término de **«síndrome premenstrual»** o SPM. Depresión, fatiga, dolores, retención de líquidos, confusión, náuseas, acné, irresistible necesidad de azúcar y diferentes estados que van de la irritabilidad a la emotividad anteriormente citada.

Proponemos rebautizar el SPM como **«sensibilidad premenstrual»,** sencillamente, y considerar este período no como un enemigo que te derrota cada mes, sino como una invitación a acercarte a tu parte sensible y una buena ocasión para aprender a comprenderte.

Plantas amigas para antes de la regla

La fase que precede a la regla es el momento adecuado para acercarnos a nuestros aliados vegetales. Domar y aprender a amar esta fase requiere de tiempo y de muchos cuidados, y las plantas son un gran apoyo en ese momento. Éstas son nuestras intenciones: acompañar al hígado, apoyar al sistema nervioso, equilibrar las hormonas, nutrir el cuerpo y, evidentemente, preparar al útero para la siguiente fase del ciclo.

Melisa *(Melissa officinalis)*

Esta lamiácea, tan apreciada por las abejas, forma parte de la farmacopea europea desde la antigüedad, gracias a sus virtudes calmantes y digestivas. Afectuosamente llamada «melisa cómplice», es una planta ideal para combatir la angustia y la ansiedad, que a veces se presentan en esta fase. La melisa las calma y aporta serenidad. Carminativa, calma los gases y las hinchazones típicas premenstruales. Durante este período, también necesitamos una base inmunitaria: las propiedades antivirales de la melisa serán apreciadas.

> *Uso:* **en tisana,** 1 cucharadita por taza, en infusión durante 10 minutos. Poner una tapa sobre la tisana para conservar los aceites esenciales de la melisa en la infusión.
> **En tintura (o alcoholatura):** tomar de 40 a 120 gotas (1 a 3 ml), de 2 a 4 veces al día como remedio «nervioso».

La melisa puede ser sedante para algunas personas; en ese caso, hay que bajar la dosis diaria. Atención: tomada antes de ir a dormir ¡la melisa provoca sueños!

Escutelaria *(Scutellaria lateriflora)*

Muy utilizada en herboristería europea, la escutelaria es una planta ansiolítica poderosa, que calma angustias y los pensamientos turbulentos. Nutre los nervios dándonos la impresión de estabilidad mental: perfecta pera los altibajos de la fase hechicera.

> Según algunas investigaciones, con dosis altas esta planta puede crear o acentuar desarreglos hepáticos en algunas personas. Por tanto, debe utilizarse prudentemente si tienes un hígado sensible o enfermo.

Uso: **en tisana,** pierde sus propiedades si está seca, pero resulta calmante. Utilizar 1 cucharadita por taza y beber de 1 a 2 tazas por la noche o durante todo el día.

En tintura (o alcoholatura): tomar de 10 a 60 gotas (0,25 a 1,5 ml), 2 a 3 veces al día o según las necesidades como remedio a los estados de nervios.

Diente de león *(Taraxacum officinalis)*

Esta planta es una gran amiga durante esta fase. Nuestro hígado está ocupado en gestionar los estrógenos y la progesterona, y el diente de león puede dar un empujoncito al organismo activando la secreción y la evacuación de la bilis, disminuyendo así la irritabilidad y las incomodidades digestivas. Facilita el tránsito intestinal, a veces desarreglado antes de la regla. Diurético, ayuda en casos de retención de líquidos, justo antes de la regla, cuando nos vemos un poco más gorditas.

Uso: véase página 67, capítulo 1.

Aquilea *(Achillea millefolium)*

Con sus preciosas flores blancas, la aquilea es otra especialista en la mujer. Ligeramente hepática, progesterónica, es una planta que equilibra el ciclo hormonal, disminuyendo el SPM y preparándonos para menstruar. Antitérmica, disminuye la fiebre y el dolor de cabeza. Tomada antes y durante la regla, disminuye los calambres y las hemorragias abundantes.

> **Cuidado:** ¡no tomar nunca durante el embarazo!

Uso: **en tisana,** 1 cucharadita de flores por taza, dejándolas en infusión 10 minutos. Tapar la tisana para conservar los aceites esenciales de la aquilea en la infusión.
En tintura (o alcoholatura): tomar de 20 a 120 gotas (1 a 3 ml) 2 o 3 veces al día.

Reishi *(Ganoderma lucidum)*

Este hongo forma parte de los políperos, esos champiñones que crecen en la corteza de los árboles. Es considerado como una medicina de larga vida para los asiáticos. Aparece en todos los libros de medicina tibetana como una panacea. El reishi es, al mismo tiempo, adaptógeno y tónico inmunitario profundo. Protege las células de la oxidación y mata bacterias y virus. Es un champiñón «inteligente»: se adapta a las necesidades de nuestro cuerpo. Entre otras cosas, fluidifica la sangre, preparando al útero para menstruar. Protege el hígado de las toxinas. Regula la glucemia, a menudo perturbada durante esta fase. Nos ayuda a recuperarnos de la fatiga, favorece el sueño y calma el sistema nervioso cuando está agitado. Pero, más allá de sus cualidades terapéuticas ¡el reishi da lucidez! Nos ayuda a calmarlo todo, a apreciar la sensibilidad; cambia nuestra percepción del mundo. Aumentado la agudeza visual y la visión periférica, el reishi nos da vista de águila y nos permite alejarnos del exterior para llevarnos al centro. Es LA medicina energética de esta fase. Tomada en gran cantidad, puede tener efectos euforizantes.

> Cuidado: tomar bajo supervisión médica durante el embarazo.

Uso: **en polvo,** $^1/_4$ de cucharadita por taza, dejando en infusión durante 5 minutos. Se le puede añadir miel, porque está amargo. También se puede mezclar el polvo con cereales o con el café.

En decocción: tomar de 25 a 50 g por litro, llevar a ebullición y dejar cocer durante 2 horas o todo el día, sin que hierva. Filtrar y refrigerar; beber de 1 a 4 onzas (50 a 250 ml) al día. Se puede añadir la decocción a un caldo o una sopa.

En tintura (o alcoholatura): el reishi es menos bioasimilable en alcohol, así que habrá que tomar dosis fuertes: de 3 a 6 ml, 2 o 3 veces al día.

En perlas: 500 a 1000 mg al día (cuando se trata de la planta sola; si se trata de decocciones concentradas, seguir las dosis sugeridas).

Vítex *(Vitex agnus-castus)*

Como hemos dicho, el vítex es una planta muy poderosa que actúa sobre la hipófisis. Calma la intensidad de los síndromes premenstruales y regula las reglas y las hemorragias. Hay que evitar tomarla antes de los dieciocho años para no modificar en absoluto el equilibrio hormonal en construcción. Puede usarse en período premenstrual o a lo largo de todo el ciclo, cuando otras plantas más suaves no ofrecen los resultados esperados. Si se toma durante todo el ciclo, se sugiere dejar de tomarla durante unos cinco días, justo cuando se tiene la regla. Hay que esperar dos o tres meses para notar bien sus efectos.

Atención: tomar sólo con seguimiento médico durante el embarazo.

Uso: véase página 108, capítulo 2.

En tintura (o alcoholatura): entre 0,5 y 5 ml (20 a 200 gotas) 2 veces al día.

En cápsulas de semillas secas: 900 a 1000 mg al día.

En decocción: de 4 a 6 cucharadas soperas de bayas por cada litro de agua, dejando hervir 30 minutos. Se pueden beber de 2 a 3 tazas al día.

Es preferible tomarlo por la mañana, en ayunas.

Angélica *(Angelica archangelica)*

Aliada de las mujeres desde la antigüedad, la angélica es un maravilloso estimulante circulatorio para reparar el cuerpo durante las reglas. Diurética, ayuda cuando hay retención de líquidos e hinchazón del vientre. También se usa cuando se dan calambres uterinos con poco sangrado durante la regla. Lleva calor al útero permitiendo que la sangre fluya libremente. Es preferible, sobre todo cuando se sangra mucho, usarla antes de la regla y no durante ésta, para evitar hemorragias importantes. Tradicionalmente, se la usa para regular el ciclo hormonal y devolver el tono en caso de gran fatiga (contiene mucho hierro), lo cual la convierte en una planta ideal para la fase de hechicera.

> Cuidado: ¡no tomar JAMÁS durante el embarazo!

Uso: **en polvo,** tiene un sabor muy fuerte, pero puede mezclarse con cremas y barritas energéticas. Se usan 1 o 2 cucharadas soperas al día.

En decocción: 1 cucharada sopera de raíz por taza, dejando cocer de 30 a 60 minutos.

En tintura (o alcoholatura): de 20 a 40 gotas (0,5 a 1 ml) 2 a 4 veces al día.

En perlas: 100 a 500 mg al día.

Frambueso *(Rubus ideaeus)*

Es difícil colocar esta planta en una fase concreta del ciclo dado que va bien en todos los momentos. En la fase que nos ocupa, se le aprecia por sus propiedades nutritivas y como tónico uterino. Aporta minerales a nuestro organismo y participa en una supertisana nutritiva si se combina con ortiga y trébol rojo. Tonificando músculos y ligamentos uterinos al tiempo que los relaja, cuida de nuestra matriz, que se prepara para dejar ir el endometrio que ha ido construyendo a lo largo del mes. Utilizando esta planta una semana antes de la regla, se disminuyen o se evitan los calambres menstruales.

Uso: **en tisana,** una cucharada sopera por taza, en infusión de 10 a 15 minutos. Beber de 2 a 4 tazas al día.

En tintura (o alcoholatura): de 40 a 160 gotas de 2 a 4 veces al día.

La receta herbal de la hechicera
(poción para beber antes de la regla)

En 2 litros de agua, poner 35 g de reishi, 30 g de raíces de pie de león, 25 g de bayas de vítex y 20 g de raíces de angélica. Llevar a ebullición y dejar cocer al menos 2 horas, sin tapar. Al final de la cocción, añadir 2 cucharadas soperas de aquilea, 1 cucharada sopera de frambueso y 1 cucharada sopera de melisa y tapar para que cueza 10 o 15 minutos más. Filtra y endulza como prefieras. Atención: ¡el sabor no tiene por qué ser bueno! Bebe esta poción durante el día (1 taza al día solamente).

Cómo cuidarse el cuerpo para ir hacia una misma

Para acompañar al cuerpo durante la fase de la ovulación y la regla, será positivo llevar la acción al vientre y la pelvis, movilizando esta región con estiramientos suaves y masajes. Si sientes algún síntoma premenstrual, toda esa zona está sensible y tendrás que hacer ejercicios progresivamente (hacer menos o con menor intensidad, al principio, para ir aumentando la intensidad y la cantidad). También habrá que practicarlos pronto, desde que se acaba de ovular, para prevenir la aparición de los problemas o, al menos, disminuirlos considerablemente. Con las plantas recomendadas, justo después de los ejercicios, su sinergia reforzará los efectos respectivos de las plantas y los movimientos.

MASAJE DE LA CAVIDAD ABDOMINAL Y DEL CONTORNO DEL VIENTRE

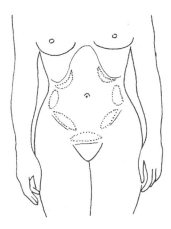

- *Masaje con una pelota de espuma*

Escoge una bola de espuma expandida, suave, del tamaño de una naranja.

Túmbate boca arriba. Puedes cambiar la posición de cabeza y brazos en todo momento. Desliza la pelota sobre el abdomen. Sigue el trayecto propuesto en la ilustración de la página precedente. Relaja el lugar que esté recibiendo la presión de la bola. Utiliza suspiros, bostezos y espiraciones largas para acompañar este masaje, disolver tensiones y relajar tejidos.

183

- **Masaje con las manos**

Puedes hacerte el masaje con o sin aceite. También puedes pedirle a tu pareja que te lo haga (en ese caso déjale claro la presión que te va bien). Tómate el tiempo necesario para aprenderte la trayectoria de la ilustración. Progresa a lo largo de ese trayecto, lentamente, haciendo circulitos con los dedos, adaptando la presión a lo que vayas sintiendo. Si notas tensión (un punto doloroso, una zona endurecida, la piel sensible) masaje alrededor. Poco a poco te vas acercando al punto doloroso. Masajéalo o pon la mano encima sin moverte. Espira, suspira, bosteza.

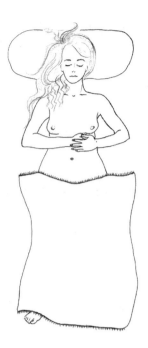

EJERCICIO PARA DESCONGESTIONAR LOS ÓRGANOS: ESTIRAMIENTOS

Estiramiento interno

Llamado *Uddhyanabandha,* se trata de un estiramiento interno, lo cual es bastante poco habitual, propio del yoga. Sus efectos son muy potentes. Si puedes hacerlo después del masaje, tendrás acceso a sensaciones más precisas y sutiles porque habrás «despertado» tus percepciones y habrás preparado los tejidos previamente.

Tumbada boca arriba con las piernas dobladas y los pies sobre el suelo, con un cojín en la cabeza y, si lo necesitas, otro bajo en sacro. Relaja bien las lumbares.

Pon una mano sobre el vientre y otra sobre el pecho. Empieza efectuando una respiración completa como la que se describe en las páginas 146-148.

Al final de la respiración completa (saca todo el aire vigorosamente), bloquea la entrada de aire (puedes taparte la nariz y la boca al principio, hasta que te acostumbres) y haz como si estuvieras inhalando aire, hinchando el pecho solamente (inspiración torácica alta): el pecho se hincha aunque no haya aire entrando, sólo se produce el movimiento de dilatación. Verás que no puedes estar mucho tiempo así porque te arrebata la imperiosa necesidad de respirar. Relaja y respira normalmente.

¡Al principio esto es un poco raro! Durante esta «falsa respiración», el diafragma sube más alto que lo habitual. Mientras lo hace, se lleva con él toda la masa de órganos, que viven, entonces, una beneficiosa (y rara) descompresión.

Vuelve a empezar. Esta vez, presta atención a lo que pasa dentro del abdomen: mientras que se dilata tu pecho y se hincha (sin aire), tu vientre se ahueca solo. Es aspirado por ese movimiento interno. Aguanta el tiempo que puedas, por poco que sea. Percibe qué pasa. Luego relaja bien y respira tranquilamente.

Empieza una tercera vez. Ahora, intentarás dosificar el estiramiento interno. Observa cómo puedes variar la dilatación torácica y aspirar más o menos fuerte tu vientre: así puedes solicitar diferentes estados abdominales, incluso de la pelvis que contiene útero y vejiga.

La intención de cada «falsa inspiración» puede ser, por ejemplo: aspiro hasta el ombligo. Aspiro hasta el vientre. Luego aspiro hasta el perineo.

Tras estos estiramientos internos, siempre hay que colocarse en posición fetal durante un par de minutos y relajarse bien.

Estiramientos externos

Todos estos estiramientos se practican del siguiente modo:

Ajusta la posición de tu cuerpo.

Dosifica el estiramiento (más vale que peque de suave que de fuerte).

Relaja todas las partes del cuerpo (cabeza, ojos, mandíbulas, hombros...).

Controla la parte del cuerpo que se estira: relaja su peso.

Respira tranquilamente pero de manera activa, con todo el volumen del vientre.

• **El músculo psoas, que atraviesa vientre y pelvis**

Éste es un estiramiento indispensable que drena y descongestiona.

Apertura: ponte en cuclillas. Estira una pierna por detrás y colócala en el suelo. Sentirás el estiramiento de la pierna estirada, sobre todo en la ingle. Respira profundamente con el abdomen. Luego estira la otra pierna.

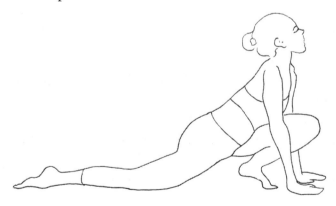

Tumbada boca arriba: Si la apertura anterior te parece muy dura, puedes hacer un estiramiento parecido con esta otra postura. Dobla una pierna y coge la rodilla, manteniendo el muslo pegado al tronco. La otra pierna permanece completamente estirada, rígida, y el estiramiento se percibe en esa pierna.

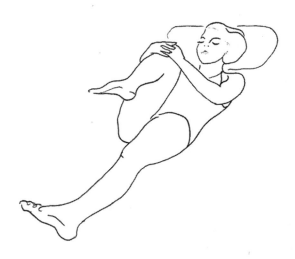

• **Zona lumbar y cintura**

Este estiramiento actúa en perfecta sinergia con el anterior.

Empieza el movimiento por las rodillas. Coloca el glúteo derecho en el suelo. Con eso consigues una inclinación lumbar que favorece el estiramiento de la cintura. Levanta el codo derecho y pon la otra mano en la cintura estirada. Tómate el tiempo para hacer respiraciones profundas concentrándote en la zona estirada. Luego estira el otro lado.

• **El piramidal, un músculo profundo de la pelvis**

Ponte en la postura anterior. Echa la pierna cuyo glúteo está libre hacia atrás; flexiona el abdomen sobre la pierna doblada delante de ti. Coloca la cabeza en el suelo (si llegas) y pon las manos, una sobre otra, por encima de la cabeza. Sentirás el

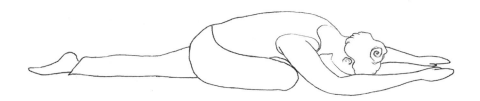

estiramiento en lo más profundo del glúteo, contra el isquion. Relájate y respira. Haz lo mismo con el otro lado.

- **El abductor menor**

Siéntate en el suelo o sobre un cojín firme y grueso. Coloca los pies delante de la pelvis. Las plantas de los pies deben tocarse entre sí. Vas a estirar los abductores menores, en el interior de los muslos, a partir de sus inserciones en las costillas y el pubis.

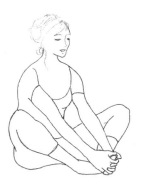

Cuando espires, intenta cerrar el perineo al tiempo que el vientre se ahueca. Cuando inspires, relájate bien y dilata la pelvis todo lo posible.

- **El gran abductor**

Haz el mismo estiramiento pero, esta vez, abriendo una pierna para estirar el gran abductor y luego el otro; también puedes estirarlos ambos al mismo tiempo. Respira profundamente y cierra el perineo con la espiración, dilatándolo con la inspiración.

MOVILIZACIONES LENTAS DE LA PELVIS
Hula hoop
El cuerpo se organiza del mismo modo que para hacer hula hoop, sólo que en este caso los movimientos de la pelvis serán *muy lentos*.

Cada orientación está muy marcada: lado izquierdo – delante – lado derecho – detrás.

Las rodillas están ligeramente flexionadas y se adaptan al movimiento. Pivota varias veces en un sentido. Luego cambia de sentido. ¿Quizás tengas que ralentizar un poco tu movimiento? Moviliza muy lentamente la pelvis, asegúrate que vas hacia los lados y respira amplia y activamente con todo el volumen de tu vientre.

La respiración es abdominal. Como el movimiento es muy lento, debes poder respirar ampliamente con tu pelvis, dilatar con la inspiración y ahuecar con la espiración.

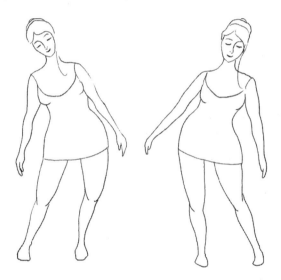

Enrollado-desenrollado
Sentada en un taburete o en el borde de la silla. Los pies están bien anclados en el suelo.

Percibe el anclaje: la pelvis se apoya sobre la silla; los pies se apoyan en el suelo.

Este movimiento parte de la pelvis y se propaga a lo largo de la columna vertebral hasta la cabeza. Es, por tanto, importante no poner la espalda rígida y, por el contrario, dejar que fluya la ondulación de la columna.

La respiración es natural. Ayúdate de grandes suspiros y profundos bostezos para moverte sin tensiones.

Aumenta la presión de la pelvis en la silla: constatarás que eso hace bascular tu pelvis por su parte anterior, en la zona del pubis. Después, relaja progresivamente esta presión: tu pelvis abandona su posición y bascula nuevamente hacia atrás.

A partir de dicha presión y relajación, intentarás aumentar la amplitud del movimiento. Presionando la silla, irás lo más adelante posible. *Muy lentamente.*

Luego, relajando la presión, *progresivamente,* ve lo más lejos posible hacia atrás. Deslízate por la silla como si quisieras que el sacro tocara la silla. *Muy lentamente.*

En esta postura estás enrollada sobre ti misma. Observa que para efectuar ese movimiento, tus músculos abdominales trabajan activamente. Es su contracción la que permite recular el vientre y la pelvis tan lejos, por detrás.

Permanece enrollada el tiempo de dos respiraciones, por lo menos. Luego, reinstala la presión de la pelvis sobre la silla, *progresivamente.* Observa que para ir lo más lejos posible hacia adelante, todo tu tronco se despliega y se redirige. Al máximo de su amplitud, hacia adelante y hacia arriba, abdomen, pecho y cara estarán en plena extensión pero relajadamente, sin tensiones. Es una postura de apertura total. Si tus brazos tienen ganas de seguir el movimiento, déjalos que se muevan con las palmas hacia el cielo.

Permanece así el tiempo de dos respiraciones.

Haz, de este modo, varios trayectos. Lentamente. Cada trayecto es un viaje y te lleva a dos posturas diametralmente opuestas: una te enrolla hacia el interior de ti misma y la otra te une al exterior, hacia el mundo. Percibe cómo vives cada una de estas posturas. Lo que te aportan. Y cómo vives el paso de una a otra.

MOVILIZACIÓN RÍTMICA DE LA PELVIS

Puedes practicar este movimiento dinámico, como se describe en las páginas 170-171, si tienes ganas, en función de tus necesidades, que no siempre son las mismas, según cada ciclo.

Si no estás segura de controlar bien el perineo, empieza practicar el ejercicio de percepción con la pelota, como se describe en las páginas 168-169.

Estos movimientos rítmicos suavizan y tonifican los ligamentos y el músculo uterino, fluidifican la circulación y movilizan la energía del cuerpo para permitirle concentrarse en la pelvis. Cuando se practican a final del ciclo, contribuyen a preparar la bajada de la regla, haciéndola más agradable, menos abundante y menos cansada.

La vascularización del perineo y el flujo de energía a la pelvis representan una excelente fuente de estimulación para la libido y favorece el placer y la consecución de orgasmos.

RELAJACIÓN DEL OCHO DEL PERINEO

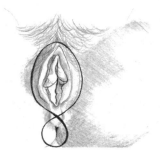

Éste es un ejercicio excepcional. Reúne todas las virtudes de la relajación con la respiración abdominal, que relajan muy profundamente… Se añaden, gracias al ocho del perineo, los beneficios de la armonización energética. Se pueden aprovechar sus efectos durante todo el día y sentirse relajada, intuitiva y sensual. Es un ejercicio magnífico para el florecimiento de la sexualidad.

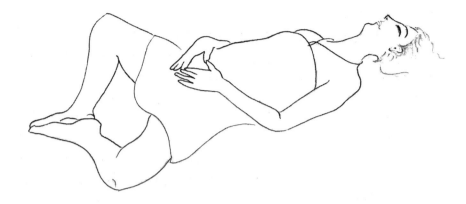

Ponte en postura de mariposa, tumbada boca arriba (como en la ilustración de aquí arriba).

Para que la postura sea provechosa, debes estar cómoda. Si es necesario, coloca un cojín debajo de cada rodilla hasta que consigas una altura que te sea agradable.

Pon tus manos en el vientre, cerca del pubis. Lleva tu atención a la zona del perineo.

Toma conciencia de la posición de tu útero, de los ovarios y las trompas (ayúdate de las explicaciones y esquemas que presentamos en las páginas 72, 74 y 78). Desciende hacia la vagina, el ano y la uretra. Percibe la forma de la pelvis que los contiene, el espacio delimitado por el isquion, a derecha e izquierda, el pubis por delante y el coxis por detrás. También está el tejido muscular que cierra este espacio, elástico y tónico, que te permite cerrar o abrir tus esfínteres. Ese músculo, el perineo, está formado por varias capas que se superponen y entrecruzan. Una parte del perineo es profunda, a media altura de la pelvis, y otra parte está cercana a la piel, accesible al tacto.

Visualiza la capa superficial de tu perineo y pon atención particular al músculo que va del pubis al coxis, rodeando la vagina y el ano. Verás que forman un ocho, un gran bucle que envuelve los labios y toda la vulva, así como un bucle pequeñito que rodea al ano. El punto de entrecruzamiento de ese ocho, entre la vulva y el ano, es un lugar donde el tejido es muy firme, es tendinoso. Es el punto de fuerza del perineo. Ahí también se aloja un punto energético con propiedades revitalizantes y estimulantes de la energía sexual.

Respira tranquilamente prestando atención a ese ocho. Siente cómo se agranda y se ensancha con la inspiración, para cerrarse con la espiración. Fíjate que puedes poner tu atención en el cruce del ocho y desencadenar un impulso a partir de ese punto. Con la inspiración, se desencadena una dilatación en ese punto que se expande por todo el ocho, que se agranda. Con la espiración, el movimiento se expande a las extremidades para regresar al centro y mantenerse ahí.

Se trata de un movimiento de expansión y retracción muy suave, sin esfuerzo, desde la serenidad.

Mantente así, respirando con el ocho mientras te resulte agradable. Si tienes tiempo de sobra, puedes adormecerte un ratito. Después, percibe tu perineo. Deja que las suaves y profundas vibraciones del ocho se propaguen como ondas benéficas por todo el vientre, la parte baja de la espalda, la columna vertebral… Acoge todas las sensaciones, imágenes, colores, palabras, recuerdos…

4. Cuando tengo la regla… entro en pausa

La pausa invernal, un tiempo de recogimiento esencial

Con la bajada de la regla se cierra el bucle. Un ciclo acaba y otro empieza. Es un tiempo en que se puede sentir una especie de suspensión, como si estuviéramos «fuera del tiempo». Es como cuando llegamos al final de una profunda espiración. En este movimiento hay algo que se deposita. Que se abandona. A veces tenemos ganas de llorar. Como si la pérdida de sangre arrastrase consigo todas las tensiones de las semanas precedentes, todo lo que se ha retenido, contenido y vivido.

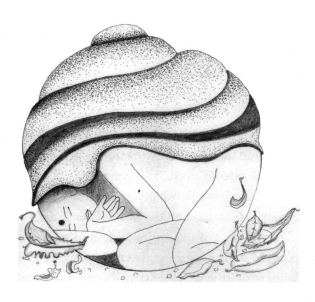

Se puede tener la sensación de estar sin fuerzas, con la cabeza vacía, en un estado casi hipnótico, absorbido en un lugar muy profundo.

LA IMAGEN DE LA NATURALEZA

Es invierno. Estamos en las entrañas de la tierra, en el mundo de las raíces y del silencio mineral de la piedra. Por encima, los árboles están desnudos. La tierra está yerma, sombría y fría. Los bosques y los campos están silenciosos. Todo parece inmóvil. La naturaleza ha terminado su ciclo. Ahora reposa.

Imágenes femeninas relacionadas con la energía del invierno: las diosas del mundo subterráneo y la bruja

EN EL ALBA DE LA HUMANIDAD

Durante la fase precedente empezamos un viaje hacia el mundo de abajo. Ahora hemos llegado al final de nuestro camino: el reino de la diosa de las tinieblas en las profundidades de la tierra. Los símbolos más antiguos del continente europeo son estatuillas de hueso blanco grabados con signos llenos de simbolismo: «raíces peladas». Se hundían en la tierra para devolverlas a la fuente universal en el vientre de la Madre Tierra. Durante esta fase del ciclo de la vida, todo lo que está ya muerto sirve de sustrato nutricio, de abono. Y de ese humus nace la nueva vida. La muerte no es sino un pasaje, un momento de transformación, una regeneración del ciclo de todo lo que está vivo. Durante mucho tiempo, no habrá ninguna representación concreta de la diosa en su aspecto oscuro, sólo evocaciones simbólicas que expresaban el misterio de la transformación.

DE LA ERA PRECRISTIANA A NUESTROS DÍAS

Poco a poco, esta fase será aislada de las demás: las diosas que la representaban se empobrecerán cada vez más, se demonizarán, se lanzarán deliberadamente al olvido. Pero, como sugiere el cuento de la Bella Durmiente, con la bruja enfadada a la que nadie ha invitado, por mucho que queramos olvidarla ¡siempre está ahí! Y así, a través de los cuentos de hadas, el arquetipo de la bruja continúa transmitiéndose en esta parte del ciclo de la vida. La Baba Yagá, en particular, posee un atributo fundamental: los huesos. Se sirve de ellos para sus pócimas, para removerlas, y rodea su casa de cráneos descarnados en los que brilla su mágico fuego. Este simbolismo[38] no explica que, en el corazón de la inmovilidad aparente, en la oscuridad y el invierno, ¡hay una gran actividad de «regeneración» a pleno rendimiento!

El simbolismo de la bruja en mí

Obviamente, la bruja no es precisamente una mujer frecuentable. ¡A nadie le apetece ir a tomar un té a su casa! Algunas mujeres tienen más disposición que otras a buscar su compañía, pero para to-

---

38. *Véase:* Clarissa Pinkola Estes, *op. cit.*; Joëlle Gravelaine, *op. cit.* y Marie-Louise Von Franz, *op. cit.*

das, cruzarse con ella de vez en cuando es la mar de instructivo… y necesario.

Acoger el arquetipo de la bruja es autorizarse a relajar todos los esfuerzos que hacemos constantemente para amoldarnos a las exigencias sociales. Se trata de reencontrar el propio cuerpo tal y como es, en tanto que ecosistema natural. Es una energía tierra a tierra, que nos religa con la realidad del instante presente y nos enseña a aceptarla tal como es. Es el arquetipo que permite oír la verdad interior más profunda y saber qué hay que hacer y qué no. Es el arquetipo de la autenticidad, la guía interior, la voz de la vieja sabia que vive en nosotros. Es la bisagra: cierra un ciclo y abre otro nuevo…

¡La regeneración ha tenido lugar y empieza otro ciclo!

Es el momento adecuado para…

- Hacer de bruja: recolectar plantas, cocer cosas, transformar alimentos. Por ejemplo, preparar un parterre de plantas medicinales en el jardín o en una maceta grande para el balcón.
- Estudiar las plantas de la tradición femenina.
- Aprender a reconocer los medicamentos que nos ofrece la naturaleza.
- Caminar por entornos naturales, atravesar bosques, sentarse cerca de un curso de agua…
- Pasar tiempo con la mascota.
- Aprender a hacer preparados caseros: velas de cera natural, aceites, mezclas para tisanas relacionadas con la regla.
- Hacerse una buena sopa reconstituyente a la antigua, a partir de un buen caldo de pollo con sus verduras y sus tubérculos.
- Desconectar el teléfono, meterse en la cama con una bolsa de agua caliente y un buen libro.
- Mirar el fuego durante mucho rato, delante de la chimenea.
- Escuchar el silencio.
- Deshacerse de lo que ya no es útil, cortar lazos negativos, decir NO.

POSIBLES DESARREGLOS EN EL MOMENTO DE LA REGLA

Para que la regla se desencadene, el útero ha tenido que fabricar suficiente fluido nutritivo en su mucosa, de lo contrario no habrá nada que evacuar. En ocasiones, las reservas nutritivas que circulan por el cuerpo no son suficientes y el útero está poco proveído. En general, este problema va unido a fatiga (o baja vitalidad) o anemia.

Para que la regla se desencadene, también tiene que haber un gran movimiento de líquidos contenidos en la vagina: como un vórtice, este movimiento tiene que ver con los fluidos del útero que pueden, entonces, ser evacuados. Si el movimiento de circulación de líquidos está entorpecido de algún modo, aparecen síntomas desagradables: dolor, calambres, retención de líquido, sangre estancada...

Ciertas plantas, como los movimientos corporales y los masajes en zonas reflejas y puntos energéticos que desencadenan las reglas (llamados «emenagogos») tienen por acción común desencadenar y estimular el movimiento de líquidos en la pelvis.

Las plantas amigas durante la regla

Las tisanas son muy convenientes durante la regla y en los meses fríos de invierno. Bien sentada o medio acostada, es tiempo de comer poco y beber muchísima tisana caliente, para relajar el útero, calmar los calambres y las incomodidades menstruales, así como dormir mejor.

Frambueso *(Rubus idaeus)*

Durante la regla, podríamos no tomar nada más que infusiones de frambueso y nuestro cuerpo estaría contento. Antiespasmódico uterino, el frambueso es un gran socorro cuando nuestro vientre siente dolor. Para beneficiarse realmente de sus efectos, hay que beber grandes cantidades, hasta que los calambres cesen. Si persisten después de litros de tisana, es que algo está pasando en el útero (por ejemplo, fibromas o endometriosis) y hay que curarlo.

> *Uso:* **en tisana,** un buen puñado de hojas por litro (concentrado). Para los calambres, utilizar una tetera y beberla siempre en caliente; después añadir más hojas, más agua y seguir haciendo infusiones. Lo cierto es que hay que beber de 2 a 4 litros al día, si es posible.
>
> **En tintura (o alcoholatura):** como prevención, un cuentagotas (con 40 gotas que equivalen a 1 ml) o a ojo de buen cubero, 2 a 3 veces al día. Para eliminar los calambres, 1,5 ml cada media hora o 2 ml cada dos horas. No pasar de los 20 ml al día.

Migranela *(Tanacetum parthenium)*

Planta reputada desde siempre contra las migrañas, la migranela es una planta ideal para cuando el hígado está ralentizado al inicio de la regla y aparecen jaquecas persistentes. Tomada durante esta fase, previene también las migrañas posteriores a la menstruación. Es amarga, pero facilita las digestiones durante la regla. Además, es un excelente antinflamatorio, útil para combatir el dolor de tripa, particularmente cuando se va hacia los riñones o las piernas. Si se toma por un largo período, ayuda a liberarse definitivamente de las migrañas y a regular el ciclo hormonal femenino.

Uso: **en tisana** está indicada para problemas digestivos y de estancamiento del hígado. ¡Su sabor es muy amargo! Utilizar 1 cucharadita por taza en infusión de 10 minutos. Beber de 1 a 3 tazas al día.

En tintura (o alcoholatura): de 20 a 60 gotas (0,5 a 1,5 ml) 2 o 3 veces al día, con cuentagotas (40 gotas = 1 ml) cada media hora, si se tienen calambres o dolor de cabeza.

Artemisa *(Artemisia vulgaris)*

La artemisa está considerada por los antiguos como la madre de todas las plantas, como una planta sabia que favorece la memoria. Planta femenina asociada a Venus, se ha utilizado mucho en Europa para hacer magia, favorecer los sueños y proporcionar protección. En muchos países, una ramita de artemisa bajo la almohada tiene reputación de regular el ciclo hormonal y de recuperar las menstruaciones desaparecidas. Tomada durante la regla, esta gran madre vegetal armonizará la circulación sanguínea, ayudará al hígado a desintoxicarse y calmará las molestias.

Uso: **en tisana,** tomar $^1/_2$ cucharadita por taza, dejar en infusión 5 minutos y beber de 1 a 2 tazas al día. ¡Cuidado porque es muy amarga!

En tintura (o alcoholatura): de 20 a 60 gotas (0,5 a 1,5 ml) de 1 a 2 veces al día. Evitar tomar fuertes dosis durante más de un mes, porque esta planta hace trabajar mucho al hígado.

Valeriana *(Valeriana officinalis)*

La valeriana es una planta sedativa muy potente. Muy reputada entre los insomnes, es hipnótica y relajante. Si tu idea es relajarte durante todo el día, con libro, mantita y sofá, es la planta perfecta. Analgésica y antiespasmódica, ayuda a calmar los dolores, permitiendo un respiro al organismo.

Atención: en algunas personas, y si la valeriana se toma en muy pequeñas cantidades, puede excitar el organismo. También puede desarrollar dependencia, por lo que deberá usarse con moderación y de manera puntual.

Uso: **en tisana,** tomar 1 cucharadita de raíces por taza de agua caliente, en infusión de 10 minutos. Su sabor es muy particular y, si no te gusta, puedes mezclarla con melisa, verbena o flor de naranjo, que son muy agradables de sabor e igualmente calmantes.

En tintura (o alcoholatura): tomar de 40 a 160 gotas (1 a 4 ml, empezando siempre por la dosis más baja y aumentando si fuera necesario) 2 o 3 veces al día unos 30 minutos antes de irse a dormir. También se pueden tomar con cuentagotas cada media hora, para aliviar el dolor. No consumir más de 400 gotas (10 ml) de tintura al día.

Otras plantas aliadas durante la regla

Es importante saber que los problemas menstruales se tratan mejor cuando se comprenden sus causas y cuando se utilizan las plantas adecuadas a lo largo de las cuatro fases del ciclo, durante varios meses, a fin de prevenir y curar definitivamente el problema. En esta obra, no aconsejamos una aproximación «sintomática», sino una «holística». Dicho esto, es importante conocer algunas soluciones «de urgencia» con plantas para poder controlar las situaciones de desequilibrio cuando se presenten.

• **En caso de reglas dolorosas (de tipo inflamatorio):** bola de nieve, migranela, jengibre, cúrcuma, manzanilla.
En tisana concentrada: 1 cucharada sopera por taza, bebiendo de 1 a 3 litros hasta que desaparezcan los síntomas.
En tintura o alcoholatura: 1,5 ml cada 1/2 hora o 2 ml cada 2 horas. No pasar de 10 ml al día.

• **En caso de reglas dolorosas (con espasmos):** bola de nieve, frambueso, ñame silvestre, valeriana, agripalma, jengibre.
En tisana concentrada: utilizar 1 cucharada sopera por taza y beber de 1 a 3 litros hasta que desaparezcan los síntomas.
En tintura o alcoholatura: 1,5 ml cada 1/2 hora o 2 ml cada 2 horas. No pasar de 10 ml al día o 20 ml al día de frambueso y bola de nieve.
En aplicación local de aceites esenciales: salvia, manzanilla, hinojo, alcaravea. Mezclar media cucharadita de cada una en 120 ml de aceite vegetal (almendras dulces, oliva...).
En compresas: hacer una decocción concentrada de jengibre, manzanilla y canela (1 cucharada sopera por taza) y empapar un paño para aplicarlo en el bajo vientre junto con una bolsa de agua caliente.

- **En caso de reglas muy abundantes:** aquilea, bolsa de pastor y pie de león.

  En tintura: 2 ml cada 15 o 20 minutos hasta la disminución de la hemorragia (no pasar de 12 ml). Si la hemorragia intensa persiste, consulta al médico.

- **En caso de reglas irregulares o retrasadas:** artemisa, aquilea, vítex, salvia, hinojo.

  En tisana o decocción: 1 cucharadita por taza; beber de 3 a 5 tazas al día.

  En tintura (salvo la artemisa): de 1 a 4 ml de 3 a 4 veces al día. Dejar el tratamiento tras 1 semana o disminuir las dosis a mitad de tratamiento. Para la artemisa, tomar 1 ml 3 o 4 veces al día, parar después de 5 días. *Atención: la artemisa, en dosis altas, puede causar daños al hígado.*

- **En caso de ausencia de reglas:** artemisa, angélica, perejil y poleo-menta.

  En tisana o decocción: 1 cucharadita por taza, beber de 3 a 5 tazas al día.

  En tintura (salvo la artemisa): 1 a 2 ml, 3 o 4 veces al día. Parar después de una semana o disminuir las dosis a la mitad. Para la artemisa y el poleo-menta: 1 ml 3 o 4 veces al día y después parar durante 5 días.

  Atención: la artemisa, en dosis muy altas, causa daños en el hígado.

  Atención: el poleo-menta, en dosis muy elevadas, causa daños al hígado, a los riñones y al corazón.

- **En caso de espasmos premenstruales o de estancamiento de la sangre:** angélica, dong quai, jengibre y canela.

En tisana: de 1 a 2 ml, 2 o 5 veces al día.

Atención: en caso de hemorragia intensa, detener la ingesta de angélica.

- **En caso de reglas irregulares (sangrado irregular, desaparición brutal de la regla):** vítex, actea negra, aquilea, dong quai, hinojo, ñame silvestre, frambueso.

  En tintura: tomar, preventivamente, 1 a 4 ml, de 2 a 4 veces al día.

- **En caso de dolores de cabeza:** migranela, bardana, diente de león, menta piperina.

  En cuanto a la migranela, en tintura: 1 ml cada 20 minutos o 2 ml cada hora (máximo 8 ml al día).

  En cuanto a la bardana y el diente de león, en tintura: 2 ml de 3 a 5 veces al día, con mucha agua.

  Y en caso de la menta piperina: mejor utilizar aceite esencial a razón de 1 gota bajo la lengua, únicamente en caso de síntomas agudos (máximo 3 gotas al día).

- **En caso de estreñimiento durante la regla:** diente de león, malva, acedera, arraclán, lino.

  En decocción o infusión: beber de 1 a 3 litros al día, con 1 cucharada sopera por litro.

  En tintura: 1 a 3 ml, 2 a 3 veces al día.

  En caso de pérdidas importantes de hierro y aturdimiento durante la regla: ortiga, ashwaganda, dong quai y suplemento vegetal de hierro.

  En tisana o decocción: 1 cucharada sopera por taza, bebiendo de 1 a 3 litros al día.

  En tintura: 2 ml de 2 a 4 veces al día.

> **La receta herbal de la bruja (poción para beber durante las reglas)**
>
> Para 500 ml: mezclar 2 cucharadas soperas de frambueso, 1 cucharadita de jengibre fresco rallado, 1/2 cucharadita de canela en polvo, una pizca de artemisa. Añadir la valeriana y la migranela según las necesidades. Poner en infusión 10 minutos y endulzar con miel.

Apoyar a mi cuerpo durante la regla

MANTENGO MI VIENTRE CALIENTE

Desde el inicio de la regla o un poco antes para facilitar su bajada, debes mantener el vientre en caliente: puedes envolverte las caderas con un fular, puedes ponerte una ropa envolvente en esa zona, utilizar una bolsa de agua caliente…

Según sea el clima, mantén los pies y tobillos calientes.

ME AYUDO DE LA RESPIRACIÓN Y EL MOVIMIENTO INSTINTIVO

Como ya hemos visto en las fases precedentes, la respiración es nuestra primera herramienta para actuar sobre la circulación de los fluidos del cuerpo. En el momento de la regla, habrá que iniciar el movimiento de respiración abdominal muy bajo, a partir del perineo, sobre todo si duele el vientre. Busca posturas que te resulten cómodas para practicar estas respiraciones a partir del perineo y deja que tu cuerpo se mueva y cambie de posición a su gusto, de manera instintiva.

A menudo, las posturas más anitálgicas son las mismas que se emplean para parir: en cuclillas replegada sobre el pecho, agachada, tumbada de lado, con una pierna doblada y la otra estirada o colgada (en una barra de la cama o suspendida de una cuerda o sobre cojines…).

Estimulación de dos puntos clave sobre el sacro, con una pelota

Una vez que hayas liberado suficientemente tu vientre mediante la respiración y los movimientos instintivos, y cuando puedas instalarte tumbada boca arriba, efectúa este masaje.

Las piernas dobladas con las plantas de los pies bien ancladas al suelo. Desliza una pelota suave por el sacro y dale un masaje moviéndote lentamente con la pelvis. Masajea toda la zona del sacro, desde arriba hasta el coxis, a lo largo y a lo ancho. Quédate insistiendo en las zonas más sensibles (salvo si te duele). Fíjate en la zona media del sacro tras esta exploración y coloca la pelota a un lado del eje central, luego al otro.

También puedes pedirle a alguien que te de un masaje en estos dos puntos, con presión circular con la yema de los pulgares.

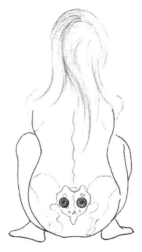

Masaje de puntos y zonas energéticas en piernas y pies

• Masajea el borde interno del pie siguiendo el trayecto presentado en la ilustración de arriba. Insiste en las zonas marcadas con un punto.

• Masajea a lo largo del maléolo interno con presión circular con la yema de los pulgares.

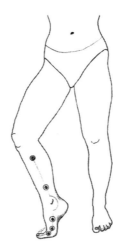

- Masajea a lo largo de la tibia, por el lado interno de la pierna, con la yema de los pulgares o con una pelota elástica y firme. Insiste en la zona marcada con un punto.

Los estiramientos suaves

Los estiramientos del músculo psoas y del músculo piramidal (visto en las páginas 187 y 188) pueden ser beneficiosos para liberar a la pelvis de las tensiones que irradian hacia la parte baja de la espalda.

TABLA RESUMEN DE LAS 4 FASES DEL CICLO

FASE	TRAS LA REGLA	OVULACIÓN	PRE-MENSTRUAL	MENSTRUAL
ARQUETIPO	VIRGEN/ PRINCESA	MADRE/ REINA	HADA MADRINA	BRUJA
MOVI-MIENTO INTERNO	Dinámica ascendente	Irradiación	Regreso	Interiorizado

(continúa en página siguiente)

FASE	TRAS LA REGLA	OVULACIÓN	PRE-MENSTRUAL	MENSTRUAL
ELEMENTOS	AGUA	AIRE	FUEGO	TIERRA
PRINCIPIOS DE CUIDADO	Reconstituir Centrar	Nutrir Revitalizar	Apoyar Calmar	Relajar Hacer circular
PLANTAS ALIADAS	Eleutero Gingko Romero Manzanilla Avena Ortiga	Cardo mariano Rosa Dong quai Jengibre Trébol rojo Shatavari	Frambueso Angélica Vítex Reishi Aquilea Diente de león Escutelaria Melisa	Frambueso Migranela Artemisa Valeriana
INTENCIÓN CORPORAL	Respiración completa *Kapâlabhati* Estiramientos anchos Movimientos fluidos Verticalidad Centrado	Drenar la parte baja del cuerpo Drenar la parte alta del cuerpo *Bhastrika* Masajes nutrientes Movimientos rítmicos de la pelvis	Masaje alrededor del vientre *Uddhyana-bandha* Estiramiento de los músculos pélvicos (psoas) Movilización lenta de la pelvis Relajación (ocho) del perineo	Vientre caliente Respiración y movimientos instintivos Masaje del sacro Masaje de puntos clave (pies y piernas) Estiramientos suaves

207

5. Creo un mandala de mi ciclo

Para tomar notas cotidianas sobre la autoobservación sintotérmica, el calendario lineal es lo más práctico que hay. Para tomar conciencia de todos esos movimientos sensibles y energéticos que hay en nosotras, la práctica del «mandala del ciclo» resultará de gran apoyo. Es una forma agradable y creativa de acercarse a una misma y ello permite amplificar y prolongar el trabajo simbólico con el ciclo.

La práctica

Escoge el calendario de uno de tus ciclos sobre el que quieras trabajar. Coge todas las notas correspondientes que tengas al respecto (*véase* calendario ampliado en páginas 100-104).

Fíjate cuántos días duró ese ciclo y haz un círculo que pueda contener tantos rayos como días ha tenido el ciclo. Para ayudarte, puedes usar algún modelo de círculo de los que proponemos en http.//lamemoiredesfemmes.blogspot.com/
descargable gratuitamente.

Pon fecha al ciclo (por ejemplo: ciclo del 16 de mayo al 13 de junio de 2013). Numera cada día del ciclo. Luego, rellena con tus vivencias. Relee las notas de tu calendario y lleva tus observaciones al mandala: escribe, dibuja símbolos, colorea, pega cosas, dibuja... Después, con distintos colores, destaca las cuatro fases, pero no dividiendo arbitrariamente el círculo en cuatro, sino en función de la realidad de tu ciclo vivido (observación física y psíquica). Así, verás que quizás una fase sea más larga que otra, por ejemplo.

Cuando tengas la sensación de haber acabado, tómate un tiempo para contemplar tu mandala. Deja que vengan a tu mentes diferentes impresiones. Es un gran momento para una toma de conciencia. Puede que te conmuevas notablemente a verte a ti misma reflejada por todos esos elementos. Apunta detrás del mandala todo lo que éste evoca en ti, lo que cuenta de ti.

6. La memoria de las mujeres

Las mujeres y las plantas desde la noche de los tiempos

Aunque no tengamos conciencia de ello, las plantas forman parte de la vida de los seres humanos desde el principio de los tiempos. Los primeros pueblos integraron las plantas medicinales en su alimentación o las empleaban en infusión. Los vegetales constituían la principal farmacopea en el seno de los pueblos indígenas. A pesar de que siempre ha habido curanderos y sanadores, hombres y mujeres, consagrados al cuidado de la salud de su gente, somos las mujeres las que hemos hecho más uso de estas plantas, en tanto que madres, dado que somos las madres quienes controlamos en primer lugar la salud de nuestros hijos. Facilitar el embarazo o el parto, ayudar al puerperio, curar los males de los pequeños y de los ancianos; las plantas han sido, desde siempre, las grandes aliadas de las mujeres. Con el sedentarismo y el establecimiento de ciudades, las abuelas se veían abocadas a convertirse en consejeras, y a ellas se dirigía todo el mundo en busca de apoyo porque eran las más experimentadas de la familia o de la tribu. Entonces empezaron a ser llamadas comadronas y eran las que presidían los partos.

En Europa, las cosas estuvieron así hasta la Edad Media, donde, por diferentes factores (propagación del cristianismo, epidemias, guerras, primera universidades, aparición de la economía de mercado), cambiaron el curso de la historia y desembocaron en la creación de los tribunales de la Inquisición: época sombría de caza de brujas. Inmediatamente, toda mujer que utilizara plantas o practicara algún tipo de espiritualidad diferente al cristianismo oficial fue considerada bruja. Con la paranoia colectiva creada por los inquisidores, las mujeres fueron perdiendo progresivamente sus derechos y sus libertades, empezando por las comadronas, las abuelas, y siguiendo por todas las demás. Las comadronas ya no podían dar plantas para asistir los embarazos ni los partos, las mujeres no podían curar, ni siquiera les estaba permitido cultivar plantas medicinales en sus jardines, como la verbena, la manzanilla o la angélica, bajo la presión de ser denunciadas por brujas. Las primeras hogueras se encendieron a finales del siglo xii y las últimas en el siglo xviii… Se estima que cientos de miles de mujeres fueron brutalmente torturadas y quemadas en la hoguera acusadas de brujería. Al mismo tiempo, las universidades crecieron en importancia y los médicos oficiales (que practicaban cosas como las sangrías) fueron los únicos autorizados a curar y los únicos considerados dignos de confianza. En resumen, siglos de torturas y miedo que consiguieron hacer olvidar a las mujeres las plantas medicinales. ¡No es sorprendente que en la actualidad algunas mujeres no se fíen del uso de las plantas!

Para todas nosotras, en tanto que mujeres, es muy positivo volver a utilizar plantas simples en nuestra vida cotidiana. Con ello estaremos recuperando una parte del poder femenino perdido.

En este sentido, las herboristas tradicionales sugerirán utilizar plantas sencillas, de la forma menos transformada posible: en infusión, decocción, en tintura… Los extractos en perlas estandarizados, como todo lo que se fabrica en un laboratorio, no forman parte de la herboristería tradicional: están a medio camino entre la herboristería y la farmacia. Para reapropiarnos de los antiguos conocimientos femeninos de las plantas medicinales, sugerimos una aproximación en la que podamos tocar, saborear, sentir de cerca a nuestras plantas aliadas y captarlas con todos nuestros sentidos.

Recuperemos el conocimiento intuitivo de lo que es bueno para nosotras, de las plantas que nutren y curan nuestro cuerpo y nuestra mente. Porque nosotras somos las especialistas en nuestro propio cuerpo y porque la naturaleza tiene mucho que ofrecernos para cuidar de nosotras.

Las mujeres y las danzas de fertilidad

Las danzas de fertilidad han existido desde el alba de la humanidad y abarcan vastos dominios. Una parte de dichas danzas concierne a los rituales propios de la comunidad: se bailaba para estimular la tierra, para revitalizar las semillas, para propiciar la abundancia de las cosechas. En esas prácticas, las mujeres utilizaron su ciclo menstrual o su estado de embarazo para entrar en resonancia con la tierra: bailaban preñadas por los campos de trigo o bailaban cuando tenían la regla sobre la tierra labrada. Estas danzas llaman al pensamiento analógico y simbólico.

Otro aspecto concierne a la fertilidad de la mujer misma: ciertos movimientos, ejecutados de un forma precisa, servían para estimular la ovulación, mientras que otros movimientos permitían desencadenar la regla. Las mujeres vivían en una gran proximidad mutua: recolectaban, hilaban, cosían, hacían cacharros de cerámica, cocinaban juntas para la comunidad, se ocupaban todas de los niños, las unas de las otras... y tenían sus reglas juntas. Bailando en grupo dirigían la vida fértil de la comunidad femenina. Estimulaban o evitaban los embarazos y el número de niños que iban a nacer. La danza les permitía ejercitar las partes de cuerpo con las que era necesario contar para mantener sana su vida femenina: controlar sus ciclos, llevar un buen embarazo, controlar el parto para sobrevivir. La danza era también un rito iniciático hacia la vida sexual que permitía a las mujeres instruir a las jovencitas y celebrar uniones.

Es difícil datar el fin de estas prácticas, parece que la trasmisión de conocimientos se detuvo, por primera vez, con la llegada de guerreros invasores kurganes (entre el v y el iv milenio a. C.) que trajeron en instauraron un modo de vida patriarcal con el lugar que nos podemos imaginar reservado a la mujer. En algunos sitios excepcionales, como en Creta, la trasmisión de la tradición continuó hasta la llegada del cristianismo. En Cabilia, una parte de esta tradición femenina se ha preservado hasta nuestros días.[39] El folclore de las regiones rurales de todo el mundo, a través de las artes y los cuen-

39. *Signes et rituels magiques des femmes de Kabylie*, Makilam, tesis universitaria, ed. Edisud, 2005.

tos, conserva trazas de estas prácticas, que parecen haber salido de una memoria común de toda la humanidad.

En la mayor parte de los países, las danzas de fertilidad simbólicas han sido recuperadas por brujos y chamanes. En cuanto a las otras danzas, se han convertido en bailes de festividad, en ocasiones en danzas extáticas, en manos de minorías religiosas místicas (como por ejemplo los sufíes).[40]

Las mujeres y lo real

En esos tiempos desaparecidos en las capas de la historia, se han encontrado inscripciones que se parecen muchísimo a calendarios de piedra,[41] que dan testimonio de la atenta observación de los ciclos lunares y de su relación con los ciclos femeninos (tiempo menstrual, tiempo de gestación).

Si las mujeres de esas épocas llevaban calendarios de sus ciclos, observaban el cielo, controlaban su fertilidad, sabía descifrar el lenguaje de las plantas y podían curar…, podemos imaginar lo profunda que debía de ser su relación con lo real y lo desarrollado que debía de estar su sentido de la observación. ¿Podemos suponer que sabían, con toda su alma, que para vivir armoniosamente en este mundo y dentro de un cuerpo hay que saber vivir con la tierra –con el cuerpo– y no contra ella? ¿Es esta memoria la que, aprovechando su descubrimiento general, nos empuja hoy a redescubrir la realidad de nuestro cuerpo femenino y, a través de él, a relacionarnos sabiamente con los ritmos naturales de la tierra?

---

40. De la enseñanza oral de Karfung Wu. Médica de la tradición energética china, iniciada en los templos chinos, enseña artes energéticas relacionadas con estudios antropológicos. También es etnóloga de medicinas antiguas y ha puesto de manifiesto la existencia de una memoria gestual común a toda la humanidad.
41. De los trabajos de la arqueóloga Marija Gimbutas en *Le langage de la déese*, ed. Des Femmes-Antoinette Fouque, 2005.

Cara al futuro

Cuando decidimos reapropiarnos de nuestro cuerpo, en toda su singularidad femenina, nos investimos de una energía gigantesca. Es un camino. Una vía para descubrir, para recorrer, la ocasión de tener acceso a encuentros íntimos con una misma y también, a veces, de acceso a memorias del inconsciente colectivo femenino.

Con el conocimiento sensorial y rítmico de nuestro propio cuerpo y las plantas como aliadas cotidianas, tenemos las claves esenciales para curarnos del pasado y, al mismo tiempo, caminar hacia un futuro más sereno, ancladas en una autonomía radiante.

Glosario

Glosario de los modos de uso de las plantas citadas en esta obra

Aceite: Maceración de una o varias plantas frescas o secas en un aceite vegetal.

Baño: Inmersión del cuerpo entero o de una parte de éste en una infusión o decocción concentrada.

Baño de vapor: Contacto de una parte del cuerpo (a menudo la cara) con el vapor salido de una infusión aromática.

Cápsula: Planta única (o mezcla de plantas secas) reducida a polvo e introducida en cápsulas vegetales.

Cataplasma: Preparación a base de una mezcla de plantas picadas, humectadas y aplicadas directamente sobre la piel. Se puede preparar con diversas plantas, calientes o frías.

Decocción: Partes duras de una planta (raíces, cortezas, bayas) o setas llevadas a ebullición y lentamente cocidas entre 10 minutos y 2 horas, o muchas más horas, en la olla.

Ducha vaginal: Infusión irrigada en la vagina.

Infusión (o tisana): Maceración corta de plantas secas o frescas en agua muy caliente.

Tintura (o tintura madre o alcoholatura): Maceración de una planta medicinal fresca o seca, en alcohol, para sacar de ella sus principios activos. Se utiliza tanto interna como externamente.

¿Qué diferencia hay entre tintura (alcoholatura) y tintura madre?

El principio es el mismo: se pone a macerar una planta en alcohol. Este antiquísimo procedimiento permite obtener un concentrado de principios activos y, al mismo tiempo, conservarlos.

El matiz viene del hecho de que la tintura madre responde a un protocolo de fabricación muy preciso, descrito en el códex farmacéutico. Cuando decimos tintura madre nos referimos a que el extracto concentrado sirve de base para la elaboración de disoluciones que darán lugar a otros remedios (como en homeopatía).

En Europa, hasta hace poco bastaba con ir a la farmacia para encontrar una tintura madre, pero actualmente resulta cada vez más difícil encontrarlas porque se van retirando de la venta. Conseguirlas es complicado. Las tinturas madre están sometidas a un procedimiento europeo de autorización de venta al público porque se las asimila a los medicamentos homeopáticos (concretamente porque sirven de base para la elaboración de éstos). Las tinturas madre tienen el estatus de «preparados a base de plantas». Los laboratorios deben tener autorización para cada tintura madre, procedimiento muy costoso que fuerza a detener su comercialización.

Podemos procurarnos estos productos bajo diferentes apelativos: «tinturas», «alcoholaturas», «extracto de plantas frescas».

Los encontrarás en farmacias, herboristerías (algunas solamente), en tiendas dietéticas o por Internet.

Glosario de propiedades medicinales citadas en esta obra

Adaptógeno: Aumenta la capacidad de nuestro cuerpo para adaptarse al estrés, sea cual sea su naturaleza.

Alcalinizante: Ayuda a restablecer la alcalinidad del organismo neutralizando las sustancias ácidas.

Alterativo: Soporta la evacuación de toxinas del cuerpo, principalmente de sangre y linfa.

Antinflamatorio: Disminuye la inflamación local o sistémica.

Antiséptico: Previene o detiene el crecimiento de microrganismos, interna o externamente.

Antiespasmódico: Calma o neutraliza las contracciones involuntarias, a menudo dolorosas, de los músculos (calambres menstruales, por ejemplo).

Antitérmico (antipirético): Ayuda al organismo a expulsar la fiebre del cuerpo.

Ansiolítico: Disminuye los problemas de ansiedad, de angustia y de estrés.

Calmante: Relaja y calma el sistema nervioso.

Carminativo: Previene la formación de gases intestinales, favoreciendo su expulsión.

Digestivo: Facilita el proceso de la digestión.

Emoliente: Suaviza y relaja los tejidos internos y externos del organismo.

Estimulante circulatorio: Favorece la circulación sanguínea del corazón hacia las extremidades.

Estimulante nervioso: Aumenta la actividad del sistema nervioso simpático. Por ejemplo, el café, el té o el tomillo.

Hemostático: Detiene la fuga de sangre y se utiliza durante las hemorragias.

Hepático (colagogo): Estimula las funciones del hígado y facilita la secreción de bilis.

Hepatoprotector: Tonifica el hígado ayudando a la protección y regeneración de sus células.

Nutritivo: Rico en vitaminas y minerales que ayudan al cuerpo a mantener su equilibrio natural.

Ostrogénico: Imita a los estrógenos y contribuye a su producción.

Progesterónico: Contribuye a la producción de progesterona.

Reconfortante: Devuelve el calor al cuerpo, calma el frío y estimula la circulación sanguínea.

Refrescante: Refresca el cuerpo, calma el exceso de calor.

Superalimento: Alimento muy rico en nutrientes-aminoácidos, minerales, vitaminas, oligoelementos, antioxidantes, etc.

Tónico: Devuelve la fuerza, el tono, al organismo o a un órgano específico, de manera profunda y no superficial, como haría un estimulante.

Tónico hormonal (regulador hormonal): Ayuda al sistema nervioso endocrino o a una glándula concreta, a recuperar su equilibrio y su regularidad.

Tonificante nervioso: Tonifica y nutre el sistema nervioso.

Tónico uterino: Fortifica las paredes del útero, sin llegar a estimularlo.

Vulnerario (cicatrizante): Acelera la reparación de llagas y tejidos dañados.

Recursos complementarios

Los libros

La Tierra, las plantas medicinales, la medicina femenina

BUHNER, S. H.: *The Secret Teachings of Plants.* Bear and Co, 2004, p. 315.

CHEVALLIER, A.: *Enciclopedia de las Plantas Medicinales*, Acento Ediciones, 2007.

DHARAM, K. S.: *A Call to Women, the Healthy Breast Program and Workbook.* Quarry Press, Ontario, 2000, p. 391.

GLADSTAR, R.: *Herbal Healing for Women.* US, Simon and Schuster, Fireside books, 1993, p. 303.

HÉBERT, M.: *La médecine des femmes.* Editorial Le Souffle d'Or, 2011.

LABERGE, D. y SCHNEIDER A.: *Ces fleurs qui soignent*, Ediciones Publistar, Montreal, 2007, p. 292.

LEBLANC, S.-M.: «Les perturbateurs endocriniens: comment s'en protéger?», 2013. Artículo que se puede consultar en http://cliniquealtermed.com/les-bienfaits-de-lherboristerie-sur-les-xenoestrogenes

NISSIM, R.: *Manual de ginecología natural para mujeres.* Ed. Icaria, Barcelona, 1993, p. 200.

NORTHRUP, C.: *Cuerpo de mujer, sabiduría de mujer.* Urano, 2010, p. 1053.

ROMM, A.: *Botanical Medecine for Women's Health.* St. Louis, Elsevier, Churchill Livingstone, 2010, p. 694.

THUN, M.: *Pratique la biodynamique au jardin, rythmes cosmiques et préparations biodynamiques,* ediciones del Mouvement de culture biodynamique, 1195.

ROBERT, F.: *L'influence de la Lune sur les cultures.* Ediciones Flammarion, París, 1978.

UVNÄS-MOBERG, K.: *Oxitocina: la hormona de la calma, el amor y la sanación.* Ediciones Obelisco, Barcelona, 2009, p. 192.

WECF: *Menace sur la santé des femmes.* Ediciones Yves Michel, 2012.

WEED, S. S.: *Le trèfle de la vie.* Ediciones Mamamélis, Ginebra, 1991.

—: *New Menopausal Years the Wise Woman Way.* Ash Tree Publishing, 2002, p. 312.

—: *Healing Wise.* Ash Tree Publishing, 2003.

WILHEM PELIKAN: *L'homme et les plantes médicinales,* tomos I, II y III. Ediciones Triades, 2001.

El cuerpo: anatomía, yoga, movimiento, danza, energía

ADELHEID, O.: *Luna Yoga.* Ediciones Mamamélis, Ginebra, 1998.

AL-RAWI, R.: *La danse des femmes: Rituels et pouvoirs de guérison de la danse orientale.* Ediciones Almora, 2011.

BAUD, P.-A.: *La Danse au Mexique, Art et Pouvoir.* Ediciones L'Harmattan, 1995.

BERGER, E.: *Le mouvement dans tous ses états.* Ediciones Point d'Appui, 1999.

Boston Women's Health Book Collective (The): *Our Bodies Ourselves.* Simon and Schuster, Touchstone Nooks, Nueva York, 1998, p. 780.

CALAIS-GERMAIN, B.: *El perineo femenino y el parto: elementos de anatomía y bases de ejercicios prácticos.* Los Libros de la Liebre de Marzo, Barcelona, 1998, p. 160.

CAMIRET, M.: *Les Danses Sacrées.* Ediciones Dangles, 2005.

CLENNELL, B.: *The Woman's Yoga Book: Asana and Pranayama for all phases of the Menstrual Cycle.* Rodmell Press, Berkeley, 2007, p. 244.

CLOUET, Y.: *Détendre le plexus solaire.* Tomos I, II y III, Yvette Clouet éditions, Marsella.

COCIOVITCH, H.: *Le Qi Gong des 5 éléments, voyage vers la féminité.* Guy Trédaniel editor, 2007.

COLONNA-CESARI, CH.: *Naître en Liberté.* Ediciones Mères 2000, 1997.

DUNCAN, I.: *Mi vida.* Editorial Debate, 1999, p. 376.

FELDENKRAIS, M.: *Énergie et bien-être par le mouvement.* Ediciones Dangles, 1993.

GRAHAM, M.: *Mémoire de la danse.* Ediciones Actes Sud, 2003.

HAMELIN, A.: *Le sang de la Lune, la physiologie des menstruations.* Ediciones Treize Mères, Sainte-Agathe-des-Monts, Quebec, 2012, p. 160.

KAMINA, P.: *Introduction à la clinique. Petit bassin et périnée, organes génitaux.* Tomo II, ed. Maloine, 1995.

KAMINA, P.: *Anatomía General.* Médica Panamericana, Madrid, 1997.

KJELLRUP, M.: *Vivre en harmonie avec son corps par l'eutonie.* Ediciones Dangles, 2000.

LYENGAR, G.: *Yoga: a Gem for Women.* Spokane, Timeless Books, 2002, p. 341.

ROTH, G.: *Mapas para el éxtasis: enseñanzas de una chamán urbana.* Urano Vintage, 2010, p. 246.

SICHEL, D. y EATSON DRISCOLL J.: *Humeurs de femmes.* Le Jour éditions, 2000, p. 492.

VAN LYSEBETH, A.: *Pranayama.* Ed. Urano, Barcelona, 2014, p. 346.

ZANA, E.: *La Danse et le Sacré.* Ediciones Dervy, 1996.

Sexualidad femenina

ANAND NASLEDNIKOV, M.: *L'art de l'extase sexuelle: la voie de la sexualité.* Guy Trédaniel editor, 2007.

FLAUMENBAUM, D.: *Mujer deseada, mujer deseante.* Gesdisa, Barcelona, 2012, p. 234.

LELEU, G.: *Las caricias.* Plaza & Janés, Bacelona, p. 344.

PIONTEK, M. D.: *Les secrets de la sexualité féminine.* Ediciones Le courrier de livre, 1998.

PREMO, M.: *La célébration sexuelle.* Ediciones de Mortagne, Boucherville, 1995, p. 311.

STARENKIJ, D.: *Les cinq dimensions de la sexualité féminine.* Ediciones Orion, 1992.

Sabiduría y espiritualidad femenina

BRINTON PERRERA, S.: *La Déesse retrouvée.* La pleine lune, Lachine, 1981, p. 111.

CHAMPOUGNY-ODDOUX, C.: *Femme et déesse tout simplement.* Ediciones Le souffle d'Or, 2008.

DE GRAVELAINE, J.: *La Déesse sauvage.* Ediciones Dangles, 1993.

DE SOUZENELLE, A.: *Le féminin de l'être.* Ediciones Albin Michel, París, 1997.

ENSLER, E.: *Monólogos de la vagina.* EMECÉ, Barcelona, 2004, p. 128.

GRAY, M.: *Luna roja: emplea los dones creativos, sexuales y espirituales de los ciclos menstruales.* Gaia, Barcelona, 2010, p. 252.

GRANDE, M.: *Feminitud, una exploración de los misterios del ser interior.* Ediciones Obelisco, Barcelona, 2005, p. 256.

HARDING, E.: *Los misterios de la Mujer.* Ediciones Obelisco, Barcelona, 2005, p. 336.

LANGUIRAND, J.: 1980, *Mater Materia.* Ediciones Minos, Montreal, 1980, p. 249.

LEBLANC, S.-M.: «Être femme, un voyage chamanique», *Rêve de Femmes,* n.º 27, verano 2012, pp. 22-24.

LINN, D.: *Secrets et Myestères.* Ediciones D.G. Diffusión, 2005.

NOBLE, V.: *La mujer shakti: sintiendo nuestro fuego, sanando nuestro mundo.* Autor-Editor, 2004, p. 269.

KELEN, J.: *Las mujeres de la Biblia: las vírgenes, las esposas, las rebeldes, las seductoras, las profetisas, las prostitutas.* PPC DL, Madrid, 2011, p. 197.

—: *Ofrenda a María Magdalena.* Olañeta, 2005, p. 103.

PINKOLA ESTES, C.: 2010, *Mujeres que corren con los Lobos.* Ediciones B, 2010, p. 576.

—: *La danse des grands-mères.* Ediciones Grasset, París, 2007, p. 128.

—: *Libérez la femme puissante.* Ediciones Grasset, París, 2012.

SALOMON, P.: *La mujer solar: el final de la guerra de los sexos.* Edicones Obelisco, Barcelona, 2003, p. 333.

SAUVAGE, C.: *Œuvres complètes.* Ediciones La Table Ronde, 2002.

SHAW, M.: *Passionate Enlightement.* Princeton University Press, Col. «Mythos», Princeton, 1994, p. 282.

Starhawk: *The Spiral Dance.* Harper, 1999, p. 326.

VON FRANZ, M.-L.: *La femme dans les contes de fées.* Ediciones Albin Michel, París, 1993.

VV. AA.: «La femme á l'ère du Verseau», *Atlantis,* 2001, n.º 406.

WOODMAN, M.: *la Vierge Enceinte.* La Pleine Lune, Col. «Essai», 1992, p. 299.

TRIGANO, P.: y VINCENT, A.: *La Cantique des Cantiques ou la Psychologie Mystique des Amants.* Réel ediciones, 2010.

Arqueología, etnología, historia, mitología comparada

EHRENREICH, B. y ENGLISH, D.: *Brujas, comadronas y enfermeras: historia de las sanadoras; dolencias y trastornos. Política sexual de la enfermedad.* Ed. La Sal, 1988, p. 89.

ELIADE, M.: *Historia de las creencias y las ideas religiosas I: de la edad de piedra a los misterios de Eleusis.* Paidós Ibérica, 2010, p. 664.

GANGE, F.: *Le viol d'Europe ou le féminin bafoué.* Alphée ediciones, 2007, p. 232.

GIMBUTAS, M.: *El lenguaje de la Diosa.* Grupo Editorial Asturiano, 1996, p. 388.

GRAVES, R.: *Los mitos griegos.* Alianza Editorial, 2011, p. 560.

HUSAIN, S.: *La diosa. Creacion, fertilidad y abundancia: mitos y arquetipos femeninos.* Taschen Benedikt, 2006, p. 184.

JAVARY, C.: *Le discours de la tortue.* Ediciones Evergreen, París, 2003.

LE BRAS-CHOPARD, A.: *Les putains du diable.* Ediciones Plon, St.-Armand-Montron, 2006, p. 249.

Makilam: *Signes et rituels magiques des femmes de Kabylie.* Tesis universitaria, ediciones Edisud, 2005.

SERVIER, J.: *El hombre y lo invisible.* Monte Ávila Editores, Caracas, 1994, p. 445.

Gestión natural de la fertilidad

BILLINGS, E. y WESTMORE A.: *Método Billings de anticoncepción.* Gedisa, 1985, p. 232.

GRANT, E.: *Amère Pilule.* Ediciones François-Xavier de Guibert, 2008.

JOYEUX, H.: *Femmes, si vous saviez.* Ediciones François-Xavier de Guibert, 2009.

LACEY, L.: *Lunaception.* Ediciones L'Étincelle, Montreal, 1976.

RAITH-PAULA, E.: *Que se passe-t-il dans mon corps.* Ediciones Favre, 2012.

ROTZER, J.: *L'art de vivre sa fertilité, la méthode symptothermique de régulation naturelle des naissances.* Ediciones Nouvelle Cité, 1999.

WESCHLER, T.: *Taking Charge of Your Fertility.* Collins, Nueva York, 2006, p. 475.

Alimentación

BÉLIVEAU, R. y GINGRAS, D.: *Los alimentos contra el cáncer: la alimentación como prevención y tratamiento contra el cáncer.* RBA, 2005, p. 224.

CHELF, H. V.: 1979, *La grande cuisine végétarienne*. Stanké, 1979, p. 252.

CÔTÉ, D. y GALLANT, M.: *Delicias crudas, la base esencial de una alimentación viva*. RBA, 2014, p. 223.

FRAPPIER, R.: *Guide de l'alimentation saine*. Tomo I y II, ediciones Maxam, 1990, p. 224.

LAGACÉ, J.: *Comment j'ai vaincu la douleur et l'inflammation chronique par l'alimentation*. Ediciones Fides, Montreal, 2011.

LAUWERS, T.: *Nourritures vraies: topo sur les aliments comme remèdes*. Ediciones Amyris, col. «Les Topos de Taty», 2008, p. 192.

—: *Qui a peur du grand méchant lait? Mythes ou réalités des allergies cachées*. Ediciones Amyris, col. «Les Topos de Taty», 2008.

—: *Mes racines en cuisine*. Ediciones Aladin, 2012, p. 128.

Maternidad

BONNET DEL VALLE, M.: *La naissance, un voyage. L'accouchement à travers les peuples*. Ediciones L'intants présent, 2009.

BRABANT, I.: *Une naissance heureuse*. St.-Martin-Décarie, 2003, p. 440.

COLONNA-CÉSARI, CH.: *Naître en liberté*. Ediciones Mères 2000, 1997.

THIRION, M.: *La lactancia: del nacimiento al destete*. De Vecchi, 2006, p. 192.

Reflexiones sobre la mujer

AMSTRONG, L. y SCOTT, A.: *Whitewash*. Harpers and Collins, Toronto, 1992, p. 194.

LECLERC, A.: *Parole de femme*. Ediciones Grasset, 1974, p. 200.

MORIN, F. E.: *La rouge différence ou les rythmes de la femme*. Ediciones du Seuil, París, 1985, p. 187.

El caso de las tinturas-madre (o alcoholaturas)

Las prácticas de fitoterapia siempre están amenazadas. Desde hace poco, las tinturas están sometidas a un procedimiento europeo de autorización para su entrada en los mercados que las asimila a los medicamentos homeopáticos (porque les sirven de base de fabricación), excluyéndolas de este campo (las tinturas-madre tienen el estatus de «preparaciones a base de plantas»). Los laboratorios, actualmente, deben contar con la correspondiente autorización para cada tintura madre, procedimiento notablemente caro que amenaza con acabar con su comercialización.

Puedes procurarte estos productos bajo diferentes apelativos posibles: «tinturas», «alcoholaturas», «extracto de plantas frescas». Los encontrarás en farmacias, herboristerías (sólo algunas tinturas concretas), en tiendas dietéticas y en Internet. Esperemos que se tomen medidas positivas que valoren los métodos naturales de curación, como lo son las tinturas desde hace siglos.

Acerca de las autoras

Marie-Pénélope Pérès

Hace veinte años, cuando empecé a sentirme intrigada por la apasionada búsqueda del sentido del ciclo femenino, ¡estaba lejos de imaginarme que escribiría este libro!

En esa época, yo practicaba intensamente las disciplinas energéticas cuyas enseñanzas me proporcionaba Karfung Wu, una mujer completamente extraordinaria formada en los templos chinos. Gracias a ella descubrí las partes sutiles del cuerpo y experimenté gestos y posturas que desencadenan la memoria celular. Paralelamente, seguía las enseñanzas de Alejandro Jorodowski, a través del cual descubrí la potencia del símbolo y me inicié en la vía de la visualización.

Aunque me aportaron una riqueza infinita, esas experiencias avivaron en mí un fuego abrasador que convirtió en agudo e insoportable el sentimiento de extrañeza, de ausencia de relación entre mi ciclo menstrual y yo misma. Aprendí a descifrarlo con el método sintotérmico y utilizando plantas para remediar las molestias. Continué buscando, pero sin saber concretamente qué buscaba. Con veintiséis años tuve una gran revelación: supe que Aviva Steiner había encontrado una serie de movimientos que permitían el desencadenamiento de la regla, de forma voluntaria, de forma contraceptiva. ¡Aprendí esos movimientos y pude desencadenar mis reglas! Eso fue toda una revolución interior: me demostró que las mujeres no estamos encadenadas a nuestra fertilidad, la naturaleza nos hace libres y podemos participar en la creación a través de nuestro ciclo.

Siguiendo con mi formación en yoga, en danza contemporánea y sus múltiples ramas, en el movimiento sensorial, la arteterapia y la aromaterapia energética, fui desarrollando, progresivamente, una pedagogía corporal y una aproximación global al ciclo femenino, incluyendo mis propias investigaciones en torno a aspectos simbólicos y psicoenergéticos. Utilizo muchas prácticas creativas para abrir caminos a la exploración de nuestras energías femeninas y sexuales que, como semillas dormidas, esperan que empecemos el ciclo para despertarse y despertarnos.

Estos últimos años me impuse la necesidad de escribir este libro. Sinteticé, por tanto, los conocimientos anatómicos y hormonales necesarios para aprender a autoobservarse con lucidez, orgullo y amor, poniendo por escrito este viaje que ahora presento y que trata sobre el ciclo femenino en todas sus dimensiones.

¡Espero que te evite vagabundeos, que te inspire y que te permita reconciliarte con tu ciclo!

Sarah-Maria LeBlanc

Desde que tengo memoria, me ha apasionado el mundo de las mujeres y las plantas.

Viví una serie de iniciaciones siendo muy jovencita: la lectura de *Mater Materia* de Jacques Languirand, el descubrimiento de la Wicca y de la belleza de mis ciclos, el abandono de los anticonceptivos, los viajes iniciáticos y una fuerte llamada interior para convertirme en herborista. Estos acontecimientos, y otros más trágicos, constituyen los hitos de mi despertar espiritual y de la vía profesional que escogí.

Empecé a estudiar las plantas de forma autodidacta, después las cultivé, las conocí íntimamente gracias a que vivía en el bosque, hice largos talleres con mentores herboristas de Quebec, monté una pequeña empresa de herboristería artesanal y acabé mis estudios académicos en escuelas de formación fitoterapéuticas, Herboteca y Flora Medicina, en Quebec. Después, casi veinte años después, continúo profundizando en mi relación con las plantas medicinales. Las cultivo, las escucho, las transformo, las sugiero, las administro, las enseño, las «cuento». Hace años que me dedico a la práctica de la herboristería terapéutica en una clínica especializada en salud femenina. Sigo siendo una apasionada de la endocrinología y la ginecología. Colaboro, igualmente, en diferentes publicaciones tanto de carácter científico como espiritual.

Con dieciocho años me di cuenta de que la comprensión y amor por mi ciclo menstrual con el método sintotérmico y las plantas medicinales habían llegado a mí como respuesta a mis horribles calambres menstruales. Unos cuantos años más tarde, transformada por las enseñanzas que hablaban de las fases del ciclo en relación con la Luna, me dispuse a confeccionar mi propio calendario lunar y ayudarme de las plantas. En 2007 nace «Rythmes», un maridaje de conocimientos teóricos del ciclo y de las plantas con procesos experimentales para mantener a las mujeres en el buen camino hacia el «potenciamiento». Más tarde, ese cursillo se fue repitiendo varias veces al año en diferentes regiones de Quebec, se creó un curso avanzado y una comunidad de «Rítmicas», llevada por antiguas estudiantes.

Tras varios años, soñaba con escribir una guía de apoyo a las mujeres para conocer y amar su ciclo y facilitar su autonomía en materia de salud. ¡Qué enorme alegría haber recibido la propuesta para colaborar en esta obra! Me siento afortunada al poder compartir mis conocimientos como sanitaria, como profesora y ¡sobre todo como mujer!

Índice

Introducción   11

Capítulo 1   13
   Ser una mujer   13
1. Mi cuerpo de mujer   13
   La pelvis femenina   13
   El útero: envoltorio de la Vida   16
   El perineo: la región de paso   19
   Las mamas   21
   ¿Cómo autoexaminarse las mamas?   23

2. Conocer y amar el ciclo.   26
   ¿Femenino versus masculino?.   27
   Mi ciclo me enseña a conocerme mejor   28
   ¡Hablemos de la regla!.   29
   Mil y una formas de vivir la regla   31
   ¡Es posible controlar el flujo!.   33
   Otras secreciones vaginales en el curso del ciclo.   34
   Las molestias del ciclo.   34

3. Las hormonas en mi cuerpo   35
   ¿Cómo funciona el ciclo menstrual?   35
   Zoom en las hormonas   37

Las principales hormonas implicadas en el equilibrio
  hormonal femenino 38
La parte sutil de las hormonas 43

4. Los miedos relacionados con el ciclo 46
El miedo a la regla 47
La sobrevaloración del embarazo 52
La confección de un funcionamiento lineal 52

5. Buenos hábitos para la salud femenina 53
Los xenoestrógenos y contaminantes 53
Cómo suprimir los xenoestrógenos de nuestro . . . .
  entorno 55
Mejorar la higiene de vida 56

6. Alimentos que nutren el ciclo femenino 60
Las verduras verdes 60
Las verduras amargas 61
El sésamo 61
Los ácidos grasos esenciales (AGE) 61
Las fibras 62
Las crucíferas 62
Las algas 63
Los vegetales fitoestrógenos 63
Los complementos alimenticios 63

7. Plantas indiscutibles para la salud femenina 65

Capítulo 2 71
Vivir bien mi fertilidad 71

1. Atrévete a mirarte, simplemente 71
Observar la anatomía de la pelvis 72
Desarrollemos nuestra percepción interna 73

2. ¿Fértil o estéril?. 78
   El moco cervical 79
   El cuello del útero o cérvix 80
   La temperatura 81
   Otras modificaciones notables. 82

3. Combinar los índices y llevar un calendario de
   cada ciclo 85
   ¿Qué necesitas? 85
   Explicaciones 86
   ¿Cómo leer el calendario? 88
   ¿Cómo interpretarlo?. 91

4. Mis períodos de fecundidad en la práctica. 93
   Señala dos momentos importantes en tu jornada. 93
   ¿Cómo personalizar la tabla del ciclo de fertilidad? 96
   Modificaciones del perfil de fertilidad durante la vida . . 97

5. Enriquecer aún más mi calendario 100
   Observar el movimiento de tu mundo interior 100
   Apuntarse los sueños. 101
   Apuntarse las fases de la Luna 102
   Armonizarse con la Luna. 103

6. Plantas amigas de la fecundidad 106
   Las plantas fitohormonales 106
   Ir a la raíz 106
   Plantas reguladoras del ciclo hormonal 107
   Las plantas tónicas para la fertilidad 113
   Qué son las pérdidas blancas y cómo tratarlas 115

7. Recuperar los verdaderos ciclos tras dejar la píldora o
   retirarse un DIU. 116

Acompañar a mi cuerpo con un programa de salud
    en tres meses 118

8. Los anticonceptivos no agresivos y naturales 124
    El método sintotérmico. 126
    El método Billings 127
    El diafragma 128
    La danza anticonceptiva 129

9. El aborto en la vida de las mujeres 131
    La ayuda de las plantas 133
    El simbolismo de las cuatro fases del ciclo. 134

Capítulo 3 135
    Vivir en armonía con mi ciclo 135

1. Tras cada regla, renazco. 137
    Una energía comparable a la primavera 137
    Imágenes femeninas relacionadas con la energía
        de la primavera: las diosas vírgenes y la princesa 137
    El simbolismo de la virgen y la princesa que hay
        en mí 139
    Plantas amigas para después de la regla 141
    Prácticas corporales para empezar bien el ciclo 145
    La respiración completa 146
    Para empezar, despierta tu respiración. 147
    La técnica de la respiración completa 147
    Boca arriba (músculos del muslo) 152
    Para ir más lejos 156
    Movimiento libre 156

2. Durante la ovulación, irradio 158
    La belleza de la abundancia y la generosidad de la tierra
        en verano 158

Imágenes femeninas relacionadas con la energía
del verano: la madre y la diosa de la fertilidad. 159
El simbolismo de la madre y la diosa de la fertilidad
en mí. 160
Plantas amigas durante la ovulación 162
Los movimientos revitalizantes para practicar
durante la ovulación. 166
Masaje del «punto 1» del riñón. 168
Masaje del perineo con una pelota. 168
Masaje de pechos 169
Masaje en las lumbares. 170

3. Antes de la regla, soy intuitiva. 172
La sensibilidad y la belleza mágica del otoño 172
Las imágenes femeninas relacionadas con la energía
del otoño: la que ve, el hada, la hechicera 173
El simbolismo de la que ve, del hada, la hechicera
que hay en mí. 174
Plantas amigas para antes de la regla 176
Cómo cuidarse el cuerpo para ir hacia una misma. . . . 182
Estiramiento interno. 184
Estiramientos externos. 186

4. Cuando tengo la regla… entro en pausa 193
La pausa invernal, un tiempo de recogimiento
esencial. 193
Imágenes femeninas relacionadas con la energía
del invierno: las diosas del mundo subterráneo
y la bruja 194
El simbolismo de la bruja en mí 195
Las plantas amigas durante la regla 197
Apoyar a mi cuerpo durante la regla 204
Estimulación de dos puntos clave sobre el sacro,
con una pelota 205

Masaje de puntos y zonas energéticas en piernas y pies. 205
Los estiramientos suaves 206

5. Creo un mandala de mi ciclo 208
    La práctica 208

6. La memoria de las mujeres 209
    Las mujeres y las plantas desde la noche de los
        tiempos 209
    Las mujeres y las danzas de fertilidad. 210
    Las mujeres y lo real 212
    Cara al futuro 213

Glosario 215
    Glosario de los modos de uso de las plantas citadas
        en esta obra. 215
    Glosario de propiedades medicinales citadas en esta
        obra 217
    Recursos complementarios 219
    Los libros 219
    La Tierra, las plantas medicinales, la medicina
        femenina. 219
    El cuerpo: anatomía, yoga, movimiento, danza,
        energía 220
    Sexualidad femenina. 222
    Sabiduría y espiritualidad femenina 222
    Arqueología, etnología, historia, mitología comparada . . 223
    Gestión natural de la fertilidad 224
    Alimentación 224
    Maternidad. 225
    Reflexiones sobre la mujer. 225

Acerca de las autoras 227